AF548922

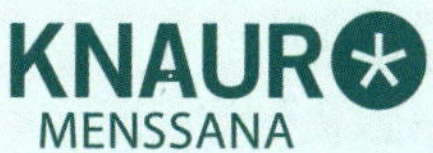
KNAUR
MENSSANA

Dr. med. Alexander Sembritzki

LungenGesundheit

Selbstheilung mit Übungen und
Tipps für Atemwege und Abwehrkraft

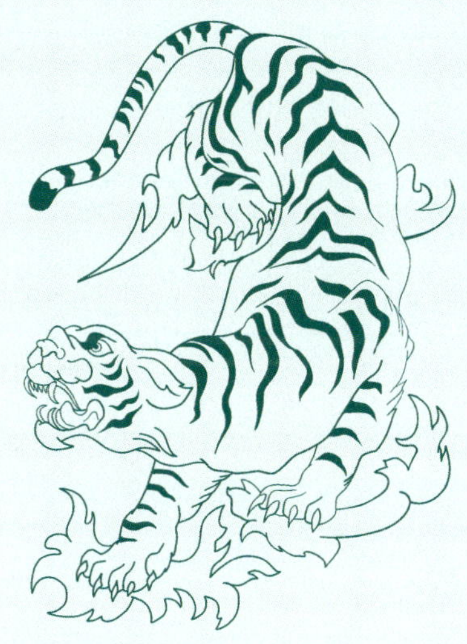

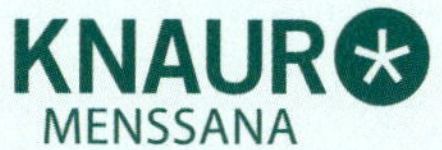

Die in diesem Buch vorgestellten Übungen wurden vom Autor und vom Verlag sorgfältig geprüft und haben sich in der Praxis bewährt. Da jeder Mensch für sich besonders ist, können wir allerdings Ergebnisse nicht garantieren. Der Verlag und der Autor schließen jegliche Haftung für Gesundheits- und Personenschäden aus.

Besuchen Sie uns im Internet:
www.mens-sana.de

Aus Verantwortung für die Umwelt hat sich die Verlagsgruppe Droemer Knaur zu einer nachhaltigen Buchproduktion verpflichtet. Der bewusste Umgang mit unseren Ressourcen, der Schutz unseres Klimas und der Natur gehören zu unseren obersten Unternehmenszielen. Gemeinsam mit unseren Partnern und Lieferanten setzen wir uns für eine klimaneutrale Buchproduktion ein, die den Erwerb von Klimazertifikaten zur Kompensation des CO_2-Ausstoßes einschließt. Weitere Informationen finden Sie unter: www.klimaneutralerverlag.de

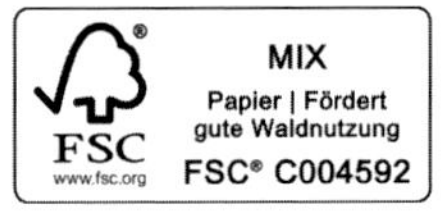

Originalausgabe 2023
Knaur MensSana

Ein Imprint der Verlagsgruppe
Droemer Knaur GmbH & Co. KG, München

Redaktion: Anke Schenker
Covergestaltung: atelier-sanna.com, München
Coverabbildung: Igor Zubkov/Shutterstock.com
Abbildungen im Innenteil: Alle Übungsfotos von Christian Kaufmann;
S. 45, 53 im Verlag, z. T. unter Verwendung von Shutterstock.com;
alle übrigen Abbildungen von Shutterstock.com
Satz: Adobe InDesign im Verlag
Lithografie: LUDWIG:media GmbH, Zell am See
Druck und Bindung: Firmengruppe APPL, aprinta druck GmbH,Wemding
ISBN 978-3-426-65916-8

2 4 5 3 1

Eine kleine Frage:

Als Sie dieses Buch gerade aufschlugen,

haben Sie da ein- oder ausgeatmet?

INHALT

EINFÜHRUNG

Die Lunge ist das Organ, das uns atmen und leben lässt. Jeder Einatem schenkt uns von Moment zu Moment neuen Lebensodem. Die Lunge steht also gleichbedeutend für unsere Atmung. Sie steht aber auch für den gesamten Trakt unserer Atemwegsorgane von der Nase bis hin zu unserem Zwerchfell.

Atem ist Leben. Unmittelbar nach der Geburt bekommen wir unseren Sauerstoff nicht länger über die Nabelschnur von der Mutter, sondern müssen unsere eigenen »Lungenflügel« entfalten. Diesem ersten Einatmen ins Leben folgt der erste Schrei. Mit dem Tod hauchen wir unser Leben in einem letzten Ausatmen aus. Nach ungefähr drei Minuten Luftnot ohne Atmung nehmen unsere Organe, allen voran unser Gehirn, dauerhaften Schaden. Nach wenigen Minuten setzt unser Herz aus, und wir sterben. Unsere Atemwege müssen daher frei und funktionstüchtig sein, um den Fortbestand unseres Lebens zu sichern.

Während bei manchen Reptilien, wie zum Beispiel dem Salamander, ein großer Teil der Sauerstoffaufnahme über ihre feuchte Haut stattfindet, spielt die sogenannte Hautatmung beim Menschen nur eine minimale Rolle. Sie dient lediglich der Sauerstoffversorgung der alleräußersten Hautschicht, dringt aber nicht tiefer ein. Die Oberfläche für den Gasaustausch ist bei uns praktisch vollständig ins Innere des Brustkorbes verlagert. Im Vergleich zu den nicht einmal zwei Quadratmetern unserer Haut beträgt die innere Oberfläche unserer Lungenbläschen durchschnittlich 100 Quadratmeter, also 10 × 10 Meter. Für diese und andere Wunder möchte ich Sie hier begeistern und so manches durch praktische Übungen auch für Sie erfahrbar machen.

Als Facharzt für Allgemeinmedizin mit Spezialisierung auf Akupunktur und ostasiatische Medizin liegt mir der ganzheitlich-integrative Ansatz am Herzen. Daher möchte ich Ihnen mit diesem Buch nicht nur einen praktischen Ratgeber bei schon bestehenden Lungenproblemen an die Hand geben, sondern auch ein etwas anderes Verständnis der Zusammenhänge ermöglichen. Die zahlreichen Übungen und Tipps helfen auch dem Gesunden bei der Vorbeugung von Atemwegsinfekten und -erkrankungen, flacher Atmung, Atembeklemmung und Verspannungen im oberen Rücken-, Nacken- und Schulterbereich.

Vielleicht fühlen Sie sich auch manchmal »atemlos« angesichts des Drucks und der Schnelligkeit in Ihrem beruflichen wie privaten Alltag. Und da uns Lunge und Atmung letztlich Energie und Rhythmus zum Leben geben, stellt sich bei Erschöpfung auch die Frage, ob dies – neben der Ernährung und anderen Faktoren – vielleicht auch mit unserer Atmung zusammenhängen könnte. Aus über dreißigjähriger Erfahrung als Arzt und Lehrer für Tai-Chi und Qigong möchte ich Ihnen Körperübungen und Meditationen aus westlicher Atemtherapie und fernöstlichem Qigong vorstellen, die Sie in Ihren Alltag integrieren können. Dabei spielen Lunge und Atmung eine Schlüsselrolle nicht nur bei der Heilung, sondern auch beim Wachstum unserer gesamten Person. So wie wir nur einen Bruchteil unserer Atemkapazitäten nutzen, können wir lernen, einen weitaus größeren Teil unserer Potenziale zu entfalten. Dafür sind Entspannung und Entschleunigung von großer Bedeutung.

Ich lade Sie mit diesem Übungsbuch für bessere Lungengesundheit zu einer spannenden Erfahrung ein, einer Art inneren Reise. Dabei nutzen wir mögliche Probleme und Beengungen Ihrer Lunge, um Ihnen gerade dadurch mehr Gesundheit, Entspannung und Körperbewusstsein für Ihre persönliche Entfaltung über das gewohnte Maß hinaus zu verschaffen.

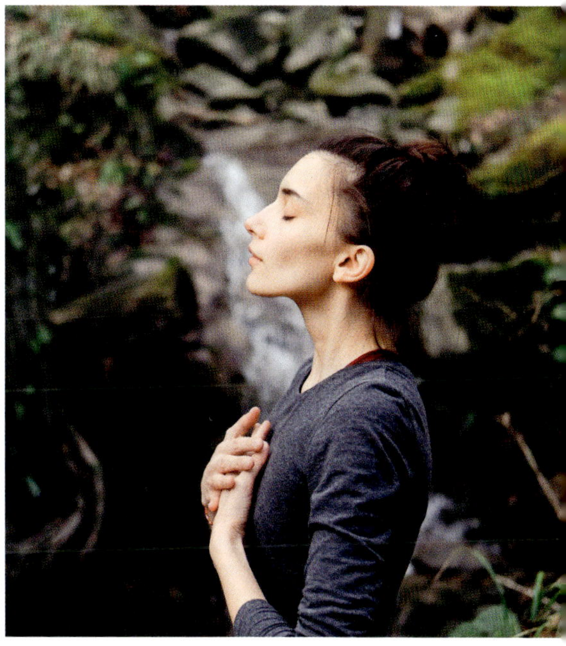

Die hier vorgestellte Auswahl an Übungen hat sich in der täglichen Praxis bewährt. Sie richtet sich einerseits an Anfänger, kann aber bestimmt auch dem Qigong-Erfahrenen interessante Aspekte bewusst machen. Neben langjähriger Arbeit mit meinem Tai-Chi-Meister Chu fließen auch »Schlüsselmomente« der westlichen Atemtherapie mit ein, die ich meiner Großtante Elena Cardas zu verdanken habe. Sie war Sängerin und Atemtherapeutin.

1
WIE KANN ICH MEINE LUNGE UND IHRE FUNKTION BEGREIFEN?

Die anatomisch-physiologische Sicht

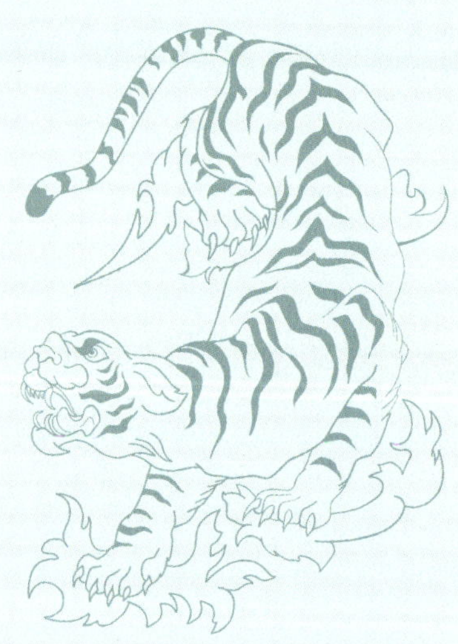

Die Wege unseres Atems

Folgen wir einmal dem Weg unseres Atems. Der Einatem strömt sanft über unsere Nasenlöcher in die Nasenhöhle ein und wird dort erwärmt und befeuchtet. Vorbei an den Mandeln und den lymphatischen Organen in unserem Hals dringt der kühle Luftstrom abwärts durch Kehle und Luftröhre in den Verzweigungsbaum unserer Bronchien ein. Zuerst führen die beiden Hauptbronchien in unsere Lungenflügel rechts und links. Dort verästeln sie sich in immer feinere Bronchien und Bronchiolen und enden in Millionen kleinster Lungenbläschen. Durch diese Verästelung wird die Oberfläche in der gesamten Lunge so vergrößert, dass die Kontaktfläche zwischen Luft und Flüssigkeit beziehungsweise Blut etwa einhundert Quadratmeter beträgt. Hier tritt Luftsauerstoff durch eine feine Membran ins Blut der feinsten Lungenkapillaren ein und gibt ihm seine hellrote Farbe. Der Sauerstoff bindet nämlich an das Eisen unserer roten Blutkörperchen.

Das Herz pumpt über den sogenannten Kleinen Kreislauf genauso viel Blut durch unsere feinsten Lungengefäße wie über den Großen Kreislauf in unseren gesamten Körper. Herz und Lunge arbeiten im Brustkorb also aufs Engste zusammen und folgen dabei ihren natürlichen Rhythmen. So gelangt das sauerstoffreiche Blut zu allen Zellen unseres Körpers.

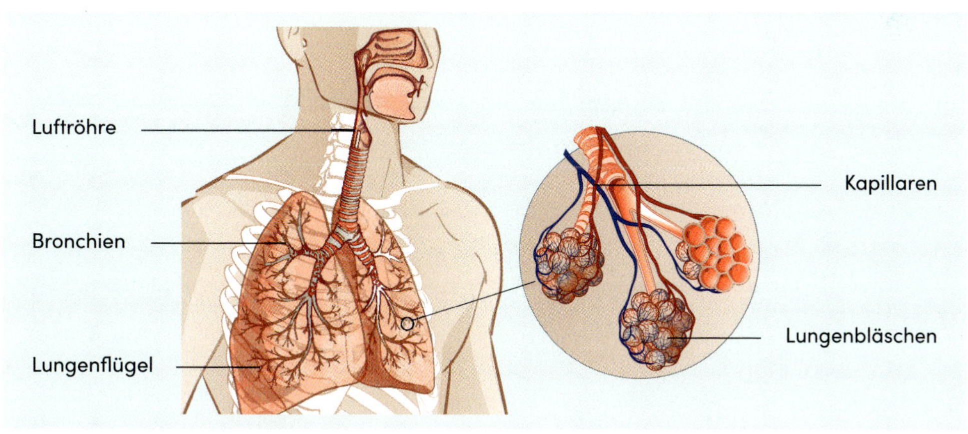

Das menschliche Atmungssystem

Warum müssen wir in jedem Moment unseres Lebens atmen?

Der Sauerstoff tritt in die Zellen ein, und nun beginnt die sogenannte Zellatmung in den Kraftwerken unserer Zellen, den Mitochondrien. Wussten Sie, dass Mitochondrien ehemals Bakterien waren? Diese sind im Laufe der Entwicklung des Lebens in die Körperzellen eingewandert und wurden als »Zellorganelle« in diese integriert.

So lernte das Leben vor langer Zeit, Energie mithilfe des Sauerstoffs durch »Oxidation« zu gewinnen. Diese Energiegewinnung geschieht durch Verbrennen der aufgenommenen Nahrungssubstanz. Verbrennung bedeutet, dass sich der energiereiche Sauerstoff vor allem mit den Kohlenstoff- und Wasserstoffatomen der Nahrung chemisch verbindet. Dabei wird Energie, unter anderem in Form von Wärme, sowie Wasser und Kohlendioxid freigesetzt. Das Kohlendioxid wird vom venösen blauen Blut aufgenommen, zur Lunge gebracht und dort abgeatmet.

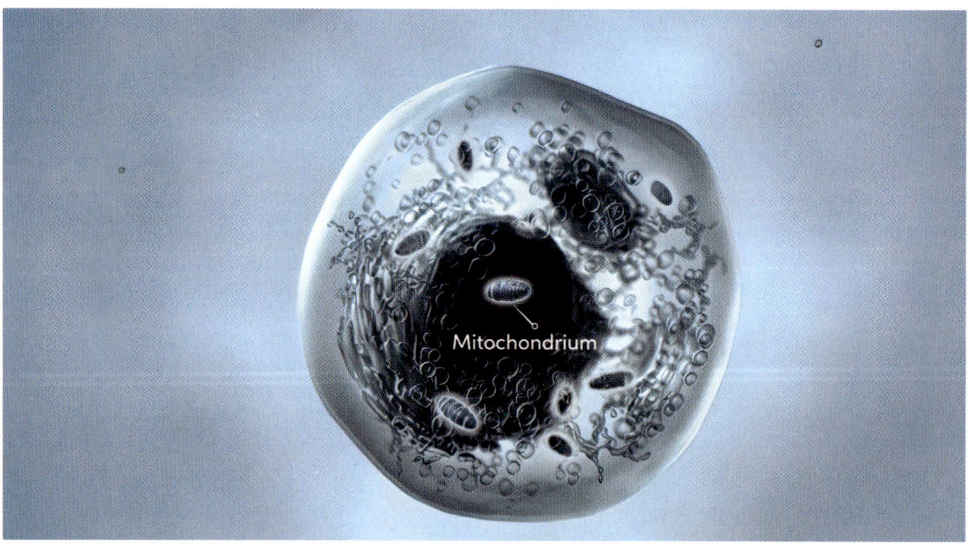

Zelle mit Mitochondrien

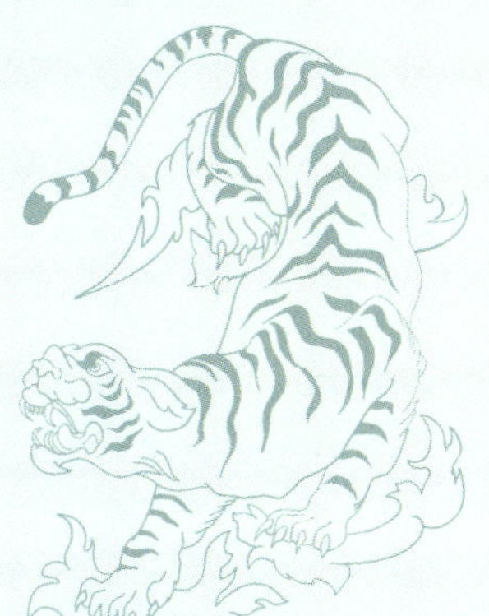

Das Leben hat das Feuer ins Wasser gebracht. Denn Atmung ist im Prinzip »Verbrennung unter Wasser«.

Hier wird deutlich, dass Lebensprozesse überall in Kreisläufen funktionieren, im Blut genauso wie in Stoffwechsel und Atmung. Diese Kreisläufe verbinden alle Gewebe und Organe des Körpers zu einem Ganzen und entfachen immer wieder neu den Lebensfunken in unseren Zellen. Auf diese Weise ermöglichen sie über viele Jahrzehnte die Integrität und Gesundheit unseres Organismus.

Die für biochemische Prozesse besonders förderliche Körpertemperatur von ungefähr 37 °C entsteht nur deshalb, weil wir zu etwa 70 % aus Wasser bestehen. Andernfalls würden wir überhitzen und regelrecht von innen verbrennen. Außerdem ist dieses Körperwasser für die verschiedensten Körpersubstanzen natürlich ein hervorragendes Lösungs- und Transportmittel.

Wie wir atmen – und wie wir Lungenkapazität und Atmung vertiefen können

Oft heißt es, dass besonders tiefe Atmung gesund sei. Das ist richtig. Aber die Frage ist, wie diese tiefere Atmung entsteht. Also atmen Sie doch mal ganz tief. Was machen Sie dabei? Richtig! Sie heben in aller Regel Brustkorb und Schultern etwas an und holen ganz tief Luft. Das ist die sogenannte Brustatmung. Hier überwiegt das Hochziehen als Bewegung beim Einatmen. Das ist auf Dauer recht kraftaufwendig und wenig ökonomisch.

Im Laufe der Übungen sollen hier Wege gezeigt werden, wie Ihr Atem dauerhaft tiefer und ruhiger, also langsamer und ökonomischer ablaufen kann. Mit regelmäßiger Übungspraxis übernimmt der Körper auch im Alltag die vertiefte Atmung. Sie müssen und sollen ja nicht dauernd bewusst an Ihren Atem denken. Er soll im Alltag natürlich und damit unwillkürlich ablaufen. Also – sind Sie bereit, sich Ihrer Atmung noch mal auf ganz andere Art und Weise anzunähern? Dann lassen Sie sich doch kurz auf die erste Übung ein.

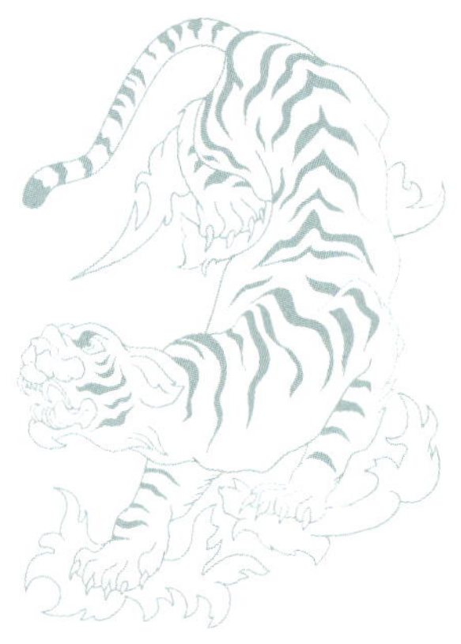

ÜBUNG 1

Wahrnehmen der Atmung im Sitzen

Während Sie aufrecht sitzen, legen Sie beide Hände auf Ihren Brustbereich und beobachten mit geschlossenen Augen die Bewegung von Ein- und Ausatmung. Lassen Sie die natürliche Atmung so zu, wie sie der Körper in diesem Moment unwillkürlich vollzieht. Versuchen Sie nicht, in die Atmung einzugreifen. Bemerken Sie eine Bewegung unter Ihren Händen?

Dann legen Sie die Hände tiefer an die Rippenbögen rechts und links. Hier können Sie die Bewegung von unterem Brustkorb und Bauch wahrnehmen.

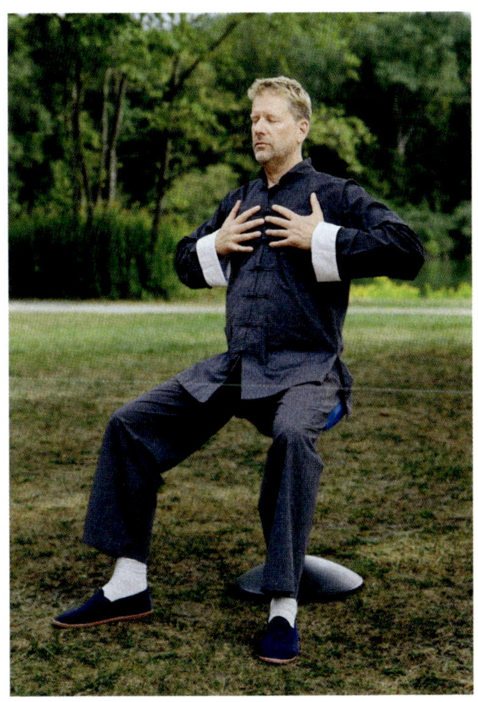

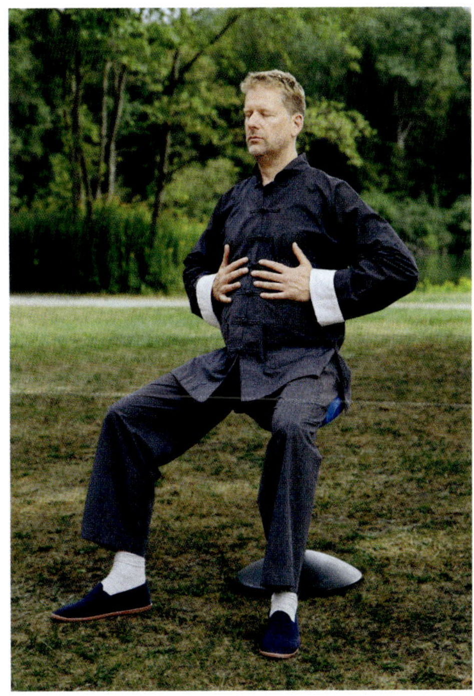

Dann legen Sie doch mal beide Hände auf den Unterbauch und beobachten die Bewegung unter Ihren Händen.
Es kann sein, dass Sie anfangs wenig merken, aber bleiben Sie mit Ihrer Aufmerksamkeit gesammelt im Raum unter Ihren Händen im Ein- und Ausatmen.
Sicher spüren Sie nach einer Weile dort auch eine deutliche Weitung im Einatmen und ein Nachgeben im Ausatmen.
Dies ist die Bauchatmung.

Jetzt wissen Sie ungefähr, welcher Anteil Ihrer Atmung eher im Brustbereich und welcher im Bauch stattfindet.
Wie würden Sie die Verteilung zwischen Ihrer Brust- und Bauchatmung einschätzen – 70 % zu 30 % oder mehr oder weniger?

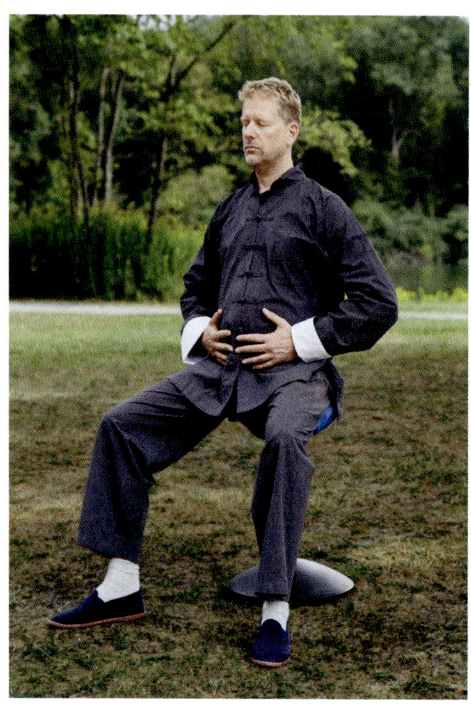

ÜBUNG 2

Vertiefung der Atmung durch gerichtete Aufmerksamkeit

Die einfachste Methode, die Bauchatmung allmählich zu aktivieren, besteht **nicht** darin, »aktiv in den Bauch zu atmen«! Das verspannt, ist anstrengend und hält nicht an! Vielmehr besteht das Geheimnis darin, im Unterbauch einfach nur die Aufmerksamkeit im Raum unter den Händen zu sammeln, während Sie Ihres Atems gewahr bleiben!
Hierfür legen Sie eine Hand vorne auf den Unterbauch, sodass Sie mit dem Daumen den Nabel spüren können. Die andere legen Sie mit dem Handrücken hinten auf gleicher Höhe auf die Lendenwirbelsäule.

Nehmen Sie nun im Rhythmus Ihres Atems den Raum zwischen beiden Händen wahr. Je mehr Sie sich dort sammeln, desto ruhiger werden Sie. Nehmen Sie sich dafür einige Minuten Zeit.
Wenn Sie sich entspannen, wird Ihre Ausatmung allmählich etwas länger. Sie können mit der Aufmerksamkeit auf den Unterbauch bei jedem Ausatmen noch ein bisschen mehr Anspannung im Körper loslassen und dem Ausatem ein wenig mehr nach unten hin folgen.

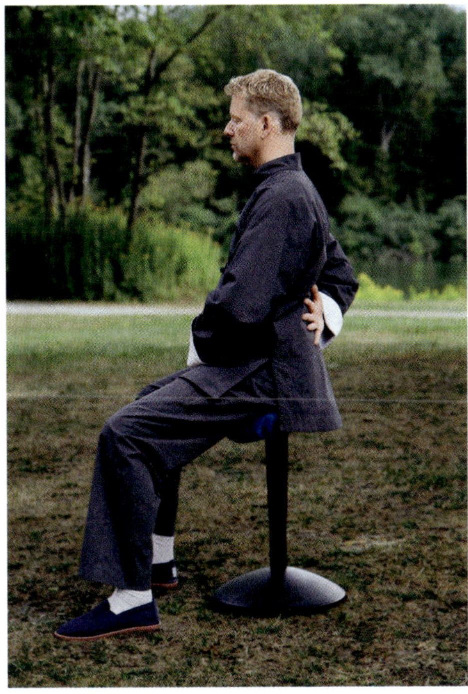

Nachdem wir schon unser ganzes Leben lang atmen, glauben wir, uns damit auszukennen. Allerdings finden sich über den Mechanismus unserer Atmung allerorts verblüffende Missverständnisse. Das mag daran liegen, dass ein Großteil der Menschen im Westen überwiegend »Brustatmer« sind. Doch krampfhaft in den Bauch (oder irgendein Körperteil) zu atmen ist, wie gesagt, hier nicht die richtige Lösung. Das wird von vielen zu Recht als unnatürlich empfunden. Als Kinder haben wir jedoch vornehmlich mit dem Bauch geatmet, und im Grunde geht es darum, unseren Körper wieder daran zu erinnern.

Die Atmung wird tiefer, wenn wir uns entspannen und die Aufmerksamkeit im Unterbauchraum sammeln. Die Vertiefung geschieht außerdem durch eine Verlängerung der entspannten Ausatmung und nicht durch forciertes Einatmen!

Sie haben mit den Händen auf Unterbauch und Rücken sicher gemerkt, wie sich dieser Raum im Einatem ausdehnt und im Ausatem entspannt und etwas einsinkt. Was geschieht bei der natürlichen Bauchatmung?

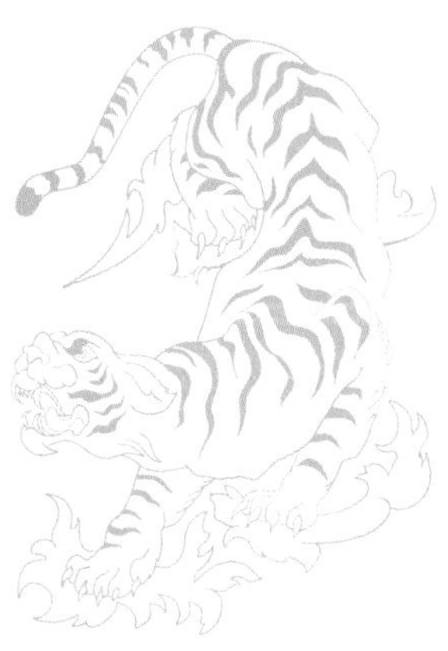

Das Einatmen

Unser Hauptatemmuskel ist das Zwerchfell, das Brustraum und Bauchraum voneinander trennt. Seine Muskelzüge erstrecken sich innen am Rücken bis hinunter zur Lendenwirbelsäule.

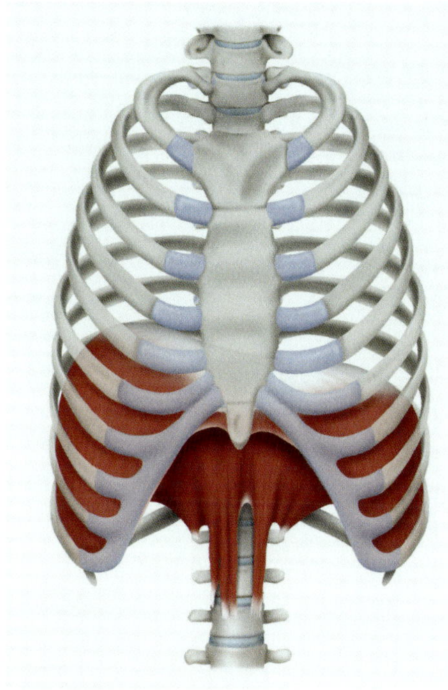

Der Zwerchfellmuskel reicht bis zur Lendenwirbelsäule

Diese Muskelzüge ziehen das Zwerchfell als untere Begrenzung des Brustraumes abwärts. Dadurch vergrößert sich das Volumen der Lunge, und es entsteht ein Unterdruck, der den Einatem einströmen lässt. Dabei ist es wichtig, dass die Rippen des Brustkorbes stabil sind und nicht einfallen. Die Lunge selbst hat keinerlei Muskulatur, sondern folgt passiv den Bewegungen von Zwerchfell und Brustkorb.

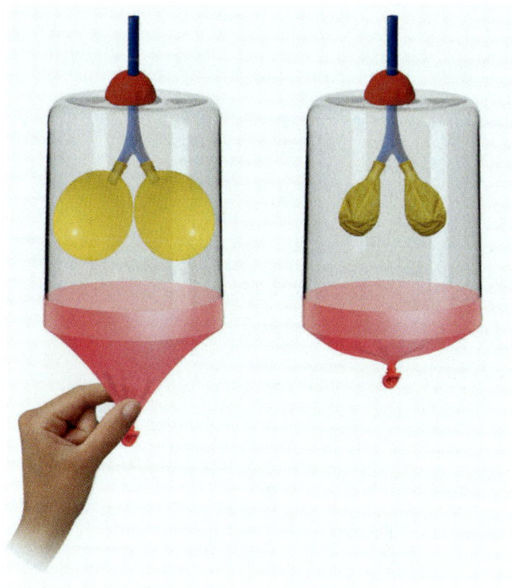

Modell von Lunge und Zwerchfell

So füllt und entfaltet sich die Lunge idealerweise zuerst unten und dann erst oben. Erst gegen Ende können – vor allem bei starker Belastung und erhöhtem Sauerstoffbedarf – die leicht nach unten gerichteten Rippen des Brustkorbs durch die Zwischenrippenmuskulatur angehoben und das Lungenvolumen zusätzlich erweitert werden. Dies geschieht

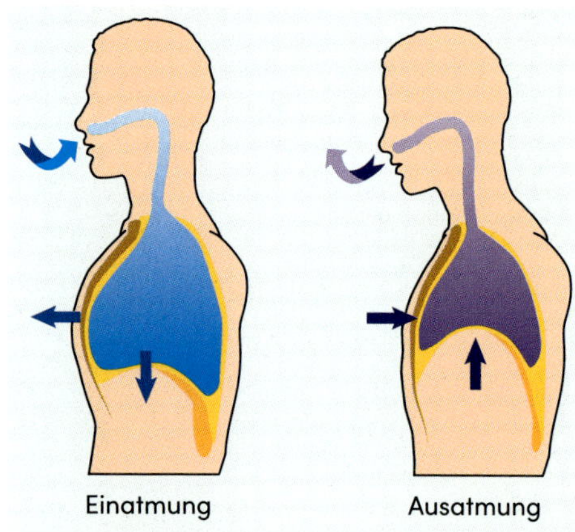

Zwerchfellstellung beim Ein- und Ausatmen

auch am Ende der ruhigen Atmung, bildet aber vor allem eine Einatemreserve bei Belastungen. Allerdings sollte die Abwärtsbewegung der Atemluft im Einatmen überwiegen und ein Anheben der Schultern beim Einatmen normalerweise vermieden werden.

Das Ausatmen

Während die Einatmung aktive Muskelkraft erfordert, entspannen sich die Muskeln beim Ausatmen. Das Lungenvolumen verkleinert sich wieder durch passives Zusammenziehen der elastischen Fasern in Lungengewebe und Zwerchfell.

Einatmen ist also der aktive Akt, während das Ausatmen passiv geschieht. Dieses Loslassen im Ausatmen macht Entspannung möglich.

Zusätzliches Zusammenziehen der Bauchmuskulatur im Ausatmen ist ein Reservemechanismus, den wir für die gewöhnliche Atmung nicht gebrauchen sollten. Nur beim Sprechen und Singen und bei Anstrengung wird die Bauchmuskulatur zusätzlich eingesetzt.

Die Atmung folgt der Aufmerksamkeit!
Wo ich meine Aufmerksamkeit sammle, vertiefen sich Atmung und Durchblutung!

Wenn es durch regelmäßige Übungen so gelingt, die zur Lendenwirbelsäule ziehenden Zwerchfell-Muskelstränge zu aktivieren, können die meist verklebten und geschrumpften Lungenanteile im hinteren, unteren Bereich entfaltet werden. So wird die Lungenkapazität auf natürliche Weise beträchtlich vergrößert!

Vertiefung der Atmung – auch eine Frage der Haltung

Sowohl im Sitzen als auch im Stehen ist die aufrechte Haltung für eine freie Atmung von entscheidender Bedeutung. Wenn das Brustbein vorne einsinkt, die Schultern und der Kopf etwas nach vorne hängen, wird die Atmung je nach Ausprägung flacher und eingeengter. Das merken Sie unmittelbar, wenn Sie diese Haltung einnehmen. Vielleicht merken Sie auch, welche emotionale Gestimmtheit sich tendenziell einstellt.

Damit uns die Belastungen des Alltags nicht allzu sehr niederdrücken, stemmen wir uns dem Druck entgegen, richten krampfhaft den Rücken auf, ziehen die Schultern hoch und drücken die Knie durch. Mit der Gelassenheit ist es dann sprichwörtlich vorbei. Der Kopf ist überaktiv, der Körper oft kaum mehr in unserer Wahrnehmung. Wir merken nicht mehr, wann der Körper etwas zu trinken, zu essen oder eine Pause bräuchte. Mit der Spannung wandert die Atmung immer mehr nach oben und wird flacher. Oft halten wir den Atem an. Viele leiden deshalb an Nacken- und Schulterverspannungen oder häufigen Kopfschmerzen.

Dieser Lungenratgeber richtet sich nicht nur an Menschen mit akuten oder chronischen Lungenerkrankungen, sondern an jeden, der sich »mehr Raum zum Atmen« wünscht. Über kleine Veränderungen von Gewohnheiten in Haltung und Bewegung können Sie Ihre Lungenfunktion und -kapazität auf natürliche Weise erweitern, die Atmung vertiefen und die Atemwege befreien!
Unsere Selbstwahrnehmung im Körper, also unser Körperbewusstsein ist der Schlüssel. Denn nur wenn wir auch kleine Veränderungen in unserem Körper wahrnehmen, können wir über dieses »Feedback« unsere Verfassung schrittweise verbessern.

Wie können wir es schaffen, einerseits aufrecht durchs Leben zu gehen und uns andererseits dabei nicht zu verspannen? Die alten chinesischen Weisen des Qigong und Tai-Chi halten dafür eine einfache, außergewöhnlich wirksame Methode bereit.

ÜBUNG 3
Vertiefung der Atmung – auch eine Frage der Haltung

Statt sich nun nach der alten preußischen Methode emporzustrecken – Brust nach vorn und Gesäß zusammen –, empfiehlt die altchinesische Methode, sich in der Aufrichtung von oben nach unten zu entspannen: Der Trick dabei ist die Vorstellung, dass Sie vom Scheitelpunkt aus wie eine Marionette an einem Faden hängen. Im Stehen lösen Sie dann die gestreckten Knie, indem Sie versuchen, sich im Ansatz zu setzen – als ob direkt unter Ihnen ein Hocker stünde.

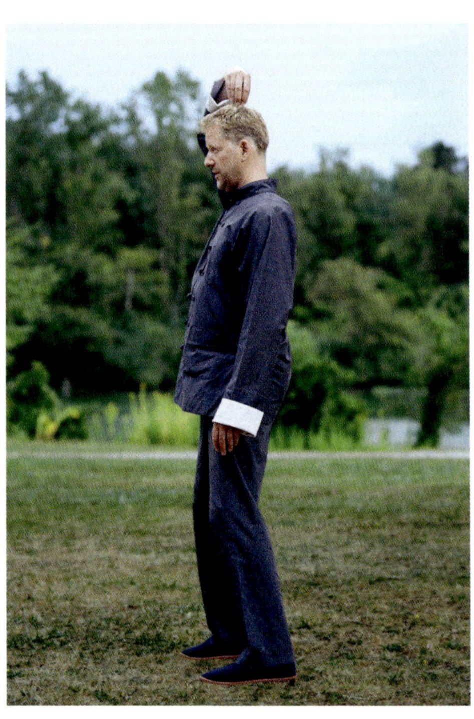

Da der Faden vom Scheitelpunkt her die innere Körperachse aufrecht hält, kann die Wirbelsäule – und besonders das schwere Becken – aushängen und sich entspannen. Ringsherum um diese innere Achse dürfen wir der Bewegung nach unten im Loslassen ein bisschen mehr folgen, bis wir unsere Aufmerksamkeit nicht nur im Unterbauch, sondern sogar in unseren Füßen sammeln können. Das erdet uns im Stehen.

Entspannen bedeutet Loslassen, beginnend von oben nach unten – ohne dabei schlaff zu werden und die Haltung zu verlieren.

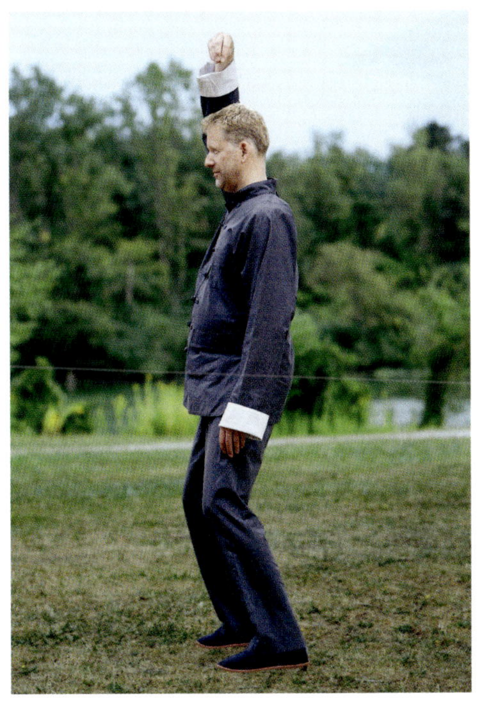

Jetzt werden wir genauer: Stehen Sie schulterbreit und mit den Füßen parallel – wie im Parallelschwung beim Skifahren. Fast immer können Sie die Fersen hinten noch etwas mehr nach außen drehen – fühlt sich an wie Schneepflug!
Stellen Sie sich am Höhepunkt Ihres Scheitels einen Faden vor, der Sie dort hält, und beugen Sie jetzt leicht Ihre Knie – als ob Sie sich im Stehen ein wenig setzen. Durch das Loslassen in den Kniegelenken hängt die oben gehaltene Wirbelsäule aus wie eine offene Perlenkette.

Mit jedem Ausatmen entspannen Sie von oben nach unten, lassen überschüssige Spannung und Schwere bis in die Füße sinken. Die Augen leicht geschlossen, folgen Sie Ihrer Ausatmung über die gesamte Länge nach unten und lassen dabei los. Nur die aufrechte Verbindung zum Faden von oben bleibt bestehen.

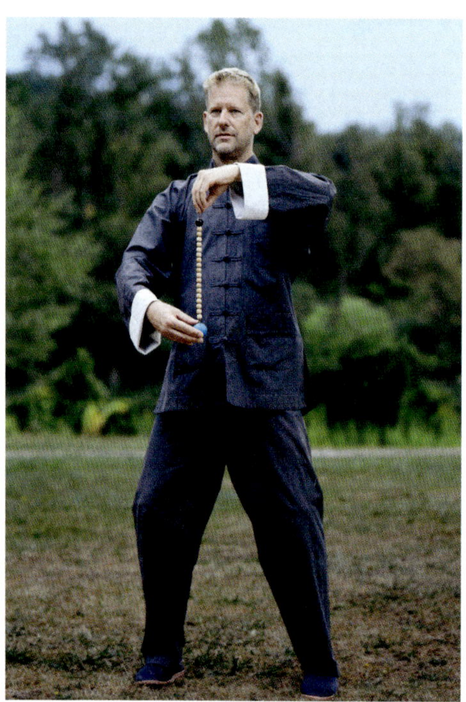

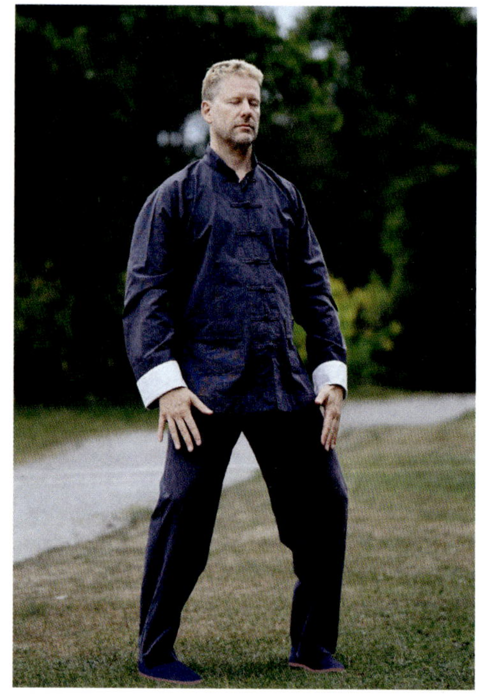

Vielleicht merken Sie, dass Sie so für eine aufrechte Haltung keinerlei zusätzliche Spannung brauchen – außer vielleicht die anfangs ungewohnte Beugehaltung in den Beinen, die Becken und untere Wirbelsäule aushängen lässt.
Nehmen Sie weiterhin den Ausatem wahr. Auch wenn der Einatem kommt, bleiben Sie vollständig in den Füßen gesammelt. Spüren Sie den Kontakt der Fußsohlen mit der Erde im Ein- und Ausatmen. Merken Sie, wie schwer sich Beine und Füße jetzt anfühlen?
Nun stellen Sie sich beim nächsten Ausatmen vor, wie sich für einen Moment Klappen in Ihren Fußsohlen nach unten öffnen. Geben Sie Ihrem Körper sozusagen die Erlaubnis, mit dem Öffnen der Klappen im Ausatmen alle überschüssige Spannung und Schwere in die Erde abfließen zu lassen. Wiederholen Sie dies im Ausatmen zwei- bis dreimal.
Dann lassen Sie im Ausatmen in gleicher Weise Ihre »Fersenklappen« kurz aufgehen. Achten Sie darauf, dass Sie sich im Stehen setzen, ohne den Oberkörper nach hinten zu lehnen! Sind die Füße etwas leichter geworden? Spüren Sie die Verbindung zum Boden? Wie fließt Ihre Atmung in diesem Moment? Sollte es Ihnen noch schwerfallen, hier Unterschiede wahrzunehmen, haben Sie wahrscheinlich unbewusst Ihre Knie wieder durchgestreckt. Dies blockiert die Atmung, wie Sie leicht feststellen können! Wiederholen Sie die Übung noch mal mit tatsächlich leicht gebeugten Knien – ohne daraus gleich Skigymnastik zu machen.

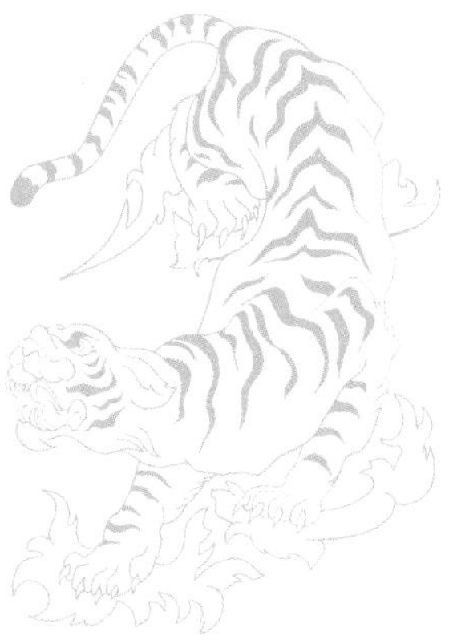

ÜBUNG 4

Vertiefung der Atmung durch Verwurzelung im Stehen

Jetzt lade ich Sie ein, einen Schritt weiter zu gehen. Lassen Sie mithilfe Ihrer Vorstellungskraft aus Ihren Fußsohlen Wurzeln in die Erde wachsen. Sie bleiben aufrecht und sitzen im Stehen mit leicht gebeugten Knien.
Mit Beginn des Ausatems öffnen sich Ihre Fußklappen nach unten und lassen jetzt kräftige Wurzeln Zentimeter für Zentimeter aus beiden Fußsohlen in die Erde wachsen. Im Ausatmen wachsen diese Wurzeln in die Tiefe und beginnen sich dann im Erdreich zu verzweigen.

Stellen Sie sich vor, wie sich in der Pause am Ende der Ausatmung nun die Poren Ihrer Wurzeln öffnen und den Einatem wie frischen Saft eintreten lassen. Vor Ihrem inneren Auge werden die Wurzeln im Einatmen kräftiger, praller und vielleicht etwas heller. Nutzen Sie Ihre Vorstellungskraft, wenn es Ihnen hilft, sowohl im Aus- als auch Einatmen in Ihrem Wurzelraum gesammelt zu bleiben. **Es geht hier nicht um Fantasie, sondern um Visualisierung, soweit Sie diese momentan im Körper wahrnehmen können!**

Spüren Sie eine Minute nach. Dann rekeln und dehnen Sie sich, gähnen ein bisschen und gehen locker wieder in Bewegung.

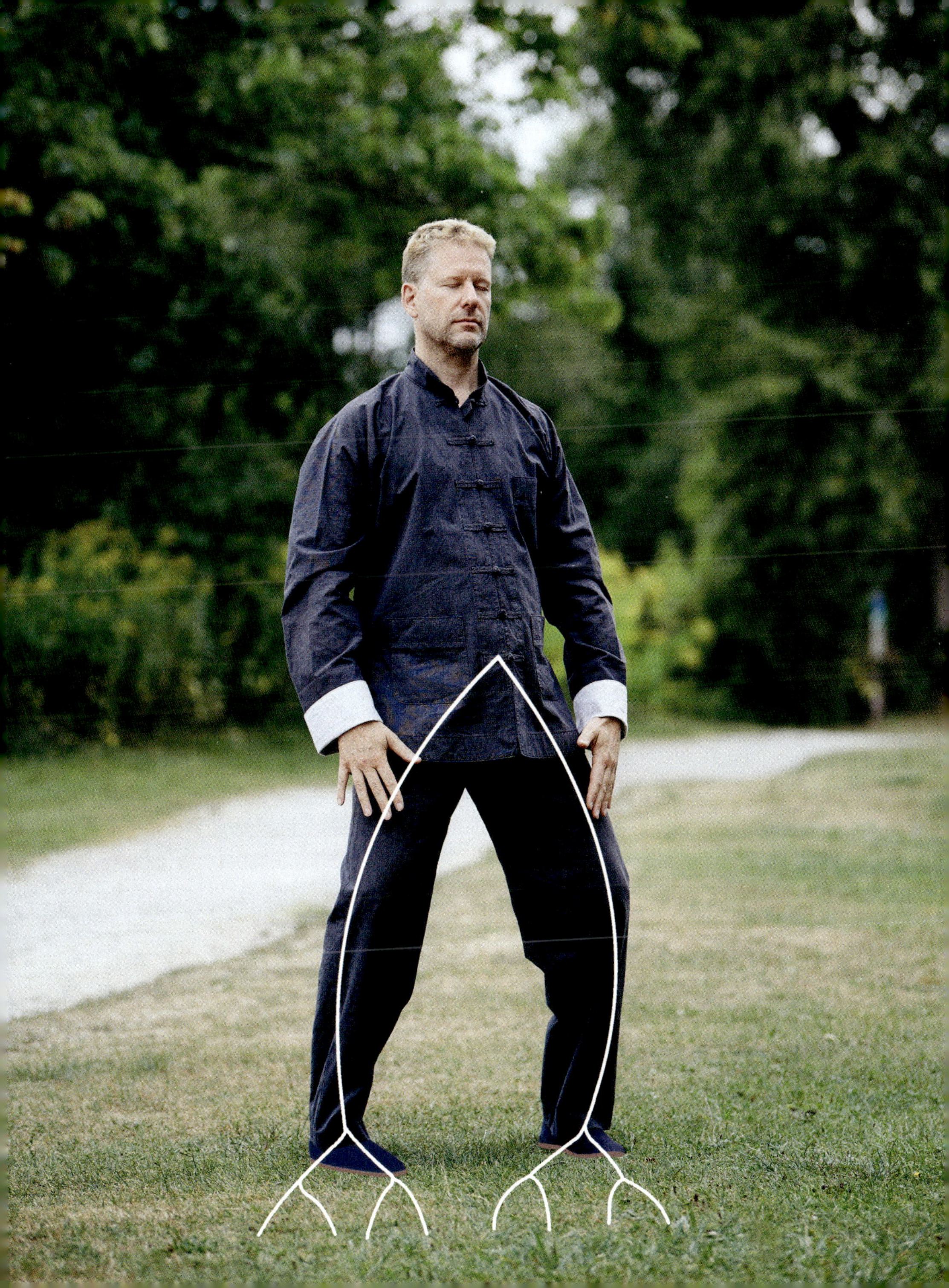

Vertiefung der Atmung durch Öffnen der oberen Atemwege

Die Nase ist als äußere Öffnung der Lunge zugleich ihr Ein- und Ausgang. Über feine Gänge sind die Nasennebenhöhlen mit den Hauptgängen der Nase verbunden. Sie helfen, die Einatemluft zu erwärmen und zu befeuchten, und dienen als Resonanzräume für unsere Stimme. Die Schleimhäute reinigen sich durch die Bildung von klarem Schleim, der Staubpartikel und Krankheitserreger bindet.

Insofern nehmen die Gesichtspartien, die mit Lunge und Atemwegen in Zusammenhang stehen, relativ viel Raum ein. Reflexzonen für Lunge und Atemwege sind neben der Nase und den Nasenflügeln auch die Stirn- und Wangenpartien über Stirn- und Kieferhöhlen. Daher ist die Gesichtsmassage dieser Bereiche nach Elena Cardas eine sinnvolle Maßnahme, um die oberen wie unteren Atemwege freier zu machen und das Geruchsvermögen zu steigern. Tun Sie sich selbst etwas Gutes! Nach Erdung und Verwurzelung beginnt das Öffnen der Atemwege mit Nase und Nebenhöhlen.

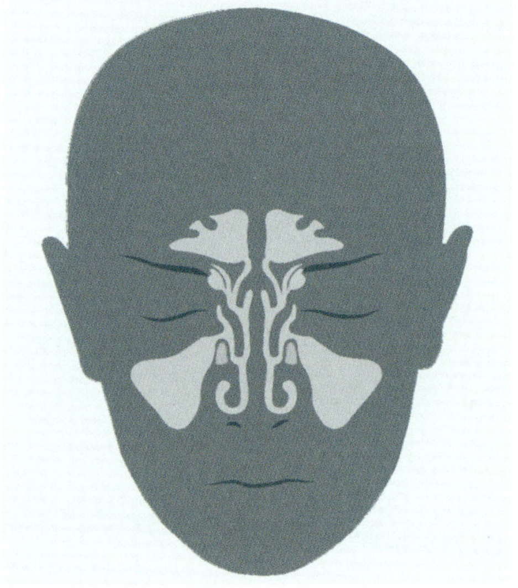

Darstellung der Nasennebenhöhlen

ÜBUNG 5

Vertiefung der Atmung durch Gesichtsmassage über Nase und Nebenhöhlen (in zehn Schritten nach Elena Cardas)

Aktivieren Sie Ihre Hände, indem Sie sie gegeneinanderreiben.

Dann streichen Sie mit den Fingerkuppen beider Hände von der Stirn nach unten bis über das Kinn, als ob Sie sich eine Silikonmaske vom Gesicht ziehen wollten.

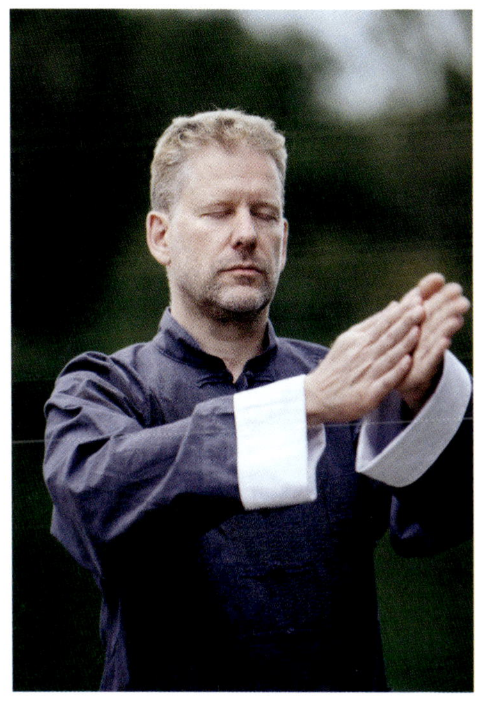

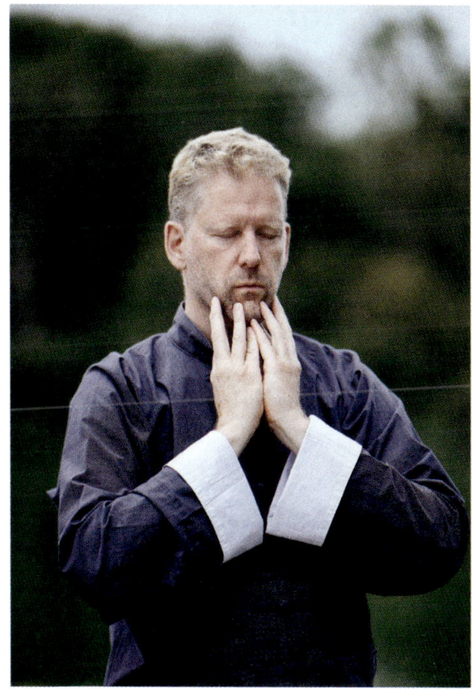

Schütteln Sie die Spannung kurz aus den Händen. Dann kneifen Sie mit Daumen und Zeigefinger die Haut zwischen den Augenbrauen am sogenannten Stirnpunkt und machen sich diesen bewusst.

»Geben Sie Ihrer Nase eine Wirbelsäule«, indem Sie mit Zeigefinger und Daumen eine Hautfalte kneifen – Punkt für Punkt vom Stirnpunkt über den Nasenrücken bis zur Nasenspitze. Dort drücken Sie kurz einen Fingernagel in die Nasenspitze.

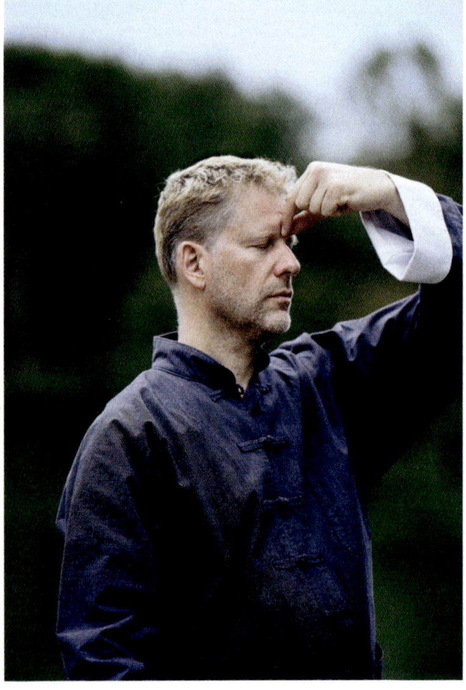

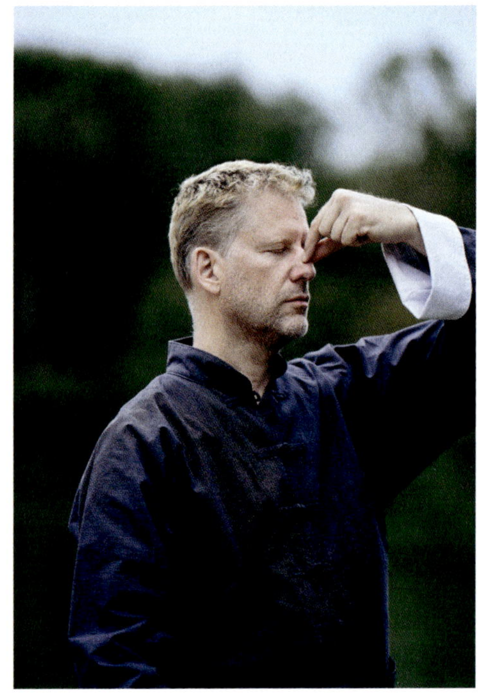

Drücken Sie beide Zeige- und Mittelfinger an der Nasenwurzel rechts und links spürbar auf die Nasenseiten und lassen Sie im Druck wieder nach. Wandern Sie dies wiederholend auf den Seiten Ihrer Nase Stück für Stück nach vorne bis zum Rand Ihrer Nasenflügel.

Jetzt greifen Sie mit Ihren Daumen innen in die Nasenflügel und streichen sie über oben zu den Seiten aus, als ob Sie wie ein Künstler große Nüstern formen wollten.

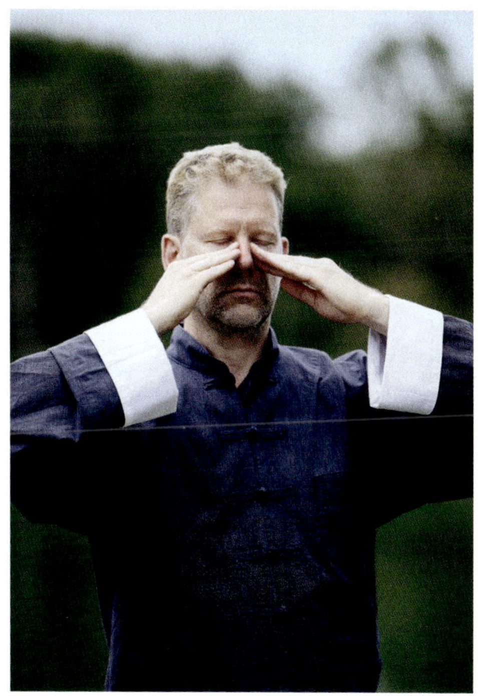

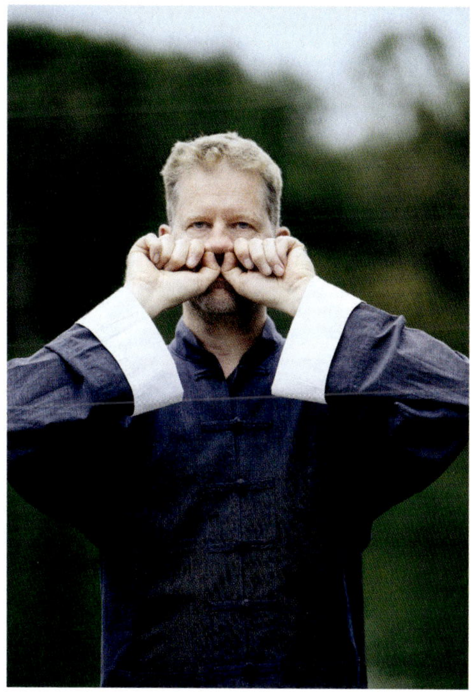

Massieren Sie mit beiden Zeigefingern kreisförmig die Mulden seitlich am Ansatz Ihrer Nasenflügel. Diese Akupunkturpunkte heißen im Chinesischen auch »Empfang der Wohlgerüche«.

Anschließend reihen Sie Ihre Finger von innen nach außen auf Ihren Augenbrauen auf und geben dort leichten Druck. Halten Sie die Finger dort in gutem Kontakt und atmen dreimal bewusst aus und ein. Hier sprechen Sie die Stirnhöhlen an.

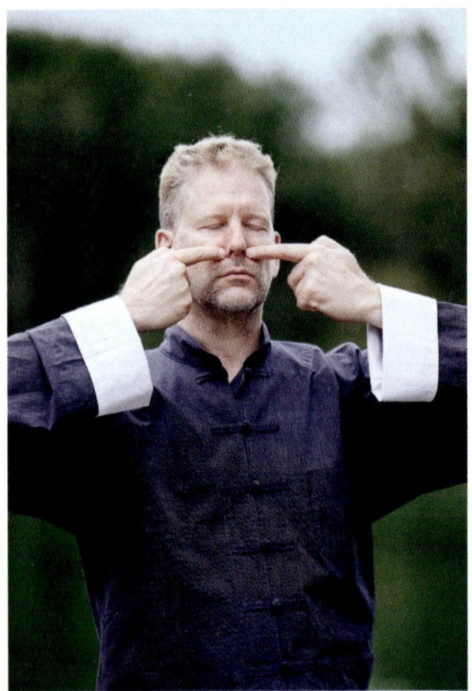

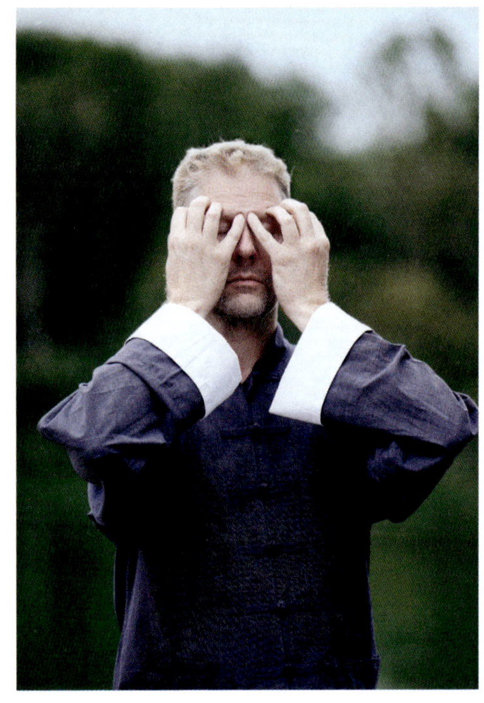

Entsprechend reihen Sie die Finger am knöchernen Unterrand der Augenhöhle auf. Geben Sie erst Druck und bleiben Sie dann in sanftem Kontakt. Atmen Sie dreimal aus und ein. Hier sprechen Sie mehr die Kieferhöhlen an.

Zum Abschluss streichen Sie mit beiden Händen von der Stirn nach unten das gesamte Gesicht aus und über das Kinn weg.

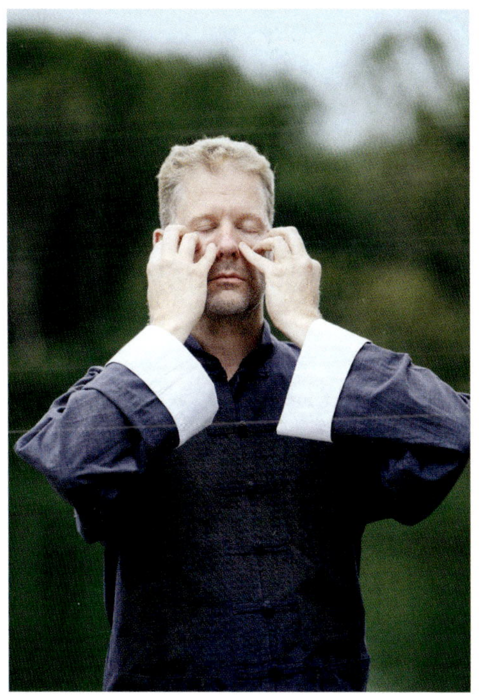

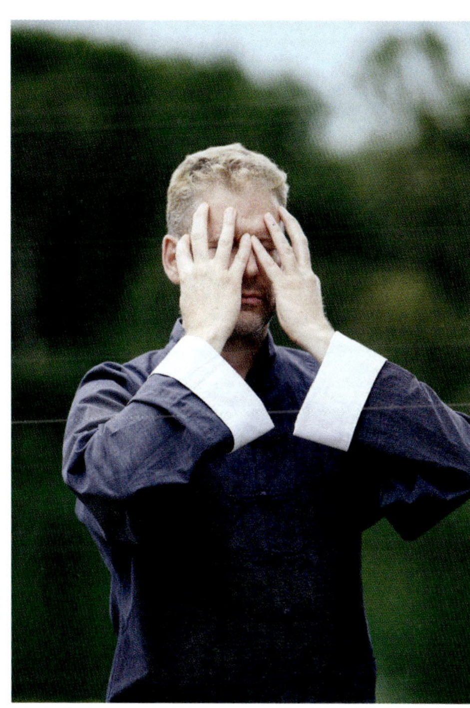

Nehmen Sie die Hände herunter, setzen sich wieder aufrecht und spüren eine Minute nach. Nehmen Sie den Einatem entlang Ihrer Nasenscheidewand von der Nasenspitze bis zum Stirnpunkt wahr. Spüren Sie dann den warmen Ausatemstrom vom Stirnpunkt entlang der Nasenscheidewand zur Nasenspitze hin. Verweilen Sie einige Minuten in dieser kleinen Atemmeditation.

Sie können diese noch mit der Vorstellung vertiefen, dass Sie den Duft – beispielsweise einer Rose – entlang der Nasenscheidewand genüsslich einatmen und diesem Duft im Ausatem entlang der Nasenwand entsprechend »nachschmecken«. Nach der vorangehenden Massage kann dies zu einem inneren Erlebnis werden!

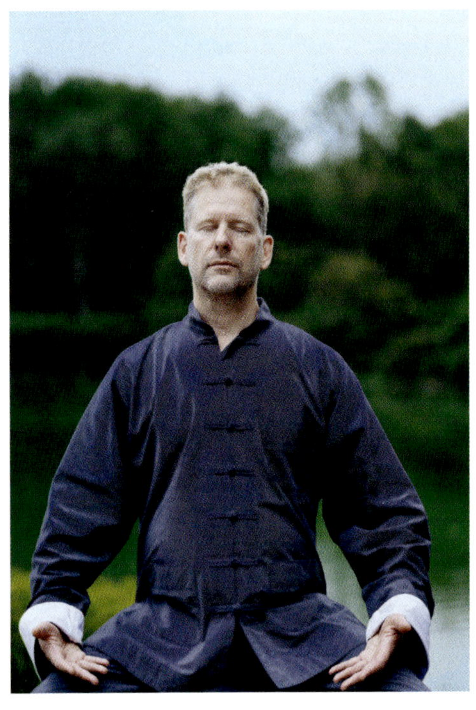

ÜBUNG 6

Vertiefung der Atmung durch die ganzkörperliche Pranayama-Wechselatmung

An dieser Stelle möchte ich Ihnen eine wichtige, sehr energetisierende Übung aus dem indischen Yoga nicht vorenthalten, die sogenannte Wechselatmung. Diese wird dann zu einer ganzkörperlichen Qigong-Übung erweitert. Im Pranayama wird jeweils ein Nasenloch verschlossen und der Atemstrom bewusst durch den jeweils anderen Nasengang geleitet. Nach der Massage sind die Schleimhäute meist bereits freier, sodass das Atmen durch die Nase leichter fällt. Manchmal empfiehlt es sich, vor der Übung zusätzlich ein Salz-Nasenspray zu verwenden, damit die Nasenwege halbwegs offen sind.

Zahlreiche Patienten konnten ihre Heuschnupfensymptome durch regelmäßiges Anwenden der Wechselatmung deutlich verbessern. Sie werden relativ schnell merken, wie die Schleimhäute spürbar abschwellen und sich der Schleim verflüssigt. Der Atem vertieft sich und wird sanft in einen langsameren Rhythmus gebracht, auch wenn dies niemals erzwungen werden sollte. Wird darauf geachtet, dass Ein- und Ausatmung gleich lang sind, hat dies eine harmonisierende Wirkung. Außerdem sagt die indische Tradition, dass die rechte und linke Körperseite durch diese Praxis ausgeglichen werden.

Die Wechselatmung

Kneifen Sie – zu Beginn auch gerne im aufrechten Sitzen – die senkrechte Hautfalte, die Sie zwischen den Augenbrauen in der Stirnmitte zu fassen bekommen, um den Stirnpunkt zu aktivieren.

Schließen Sie mit einem Finger das linke Nasenloch. Atmen Sie langsam durch Ihr rechtes Nasenloch aus, bis nahezu alle Luft entwichen ist.

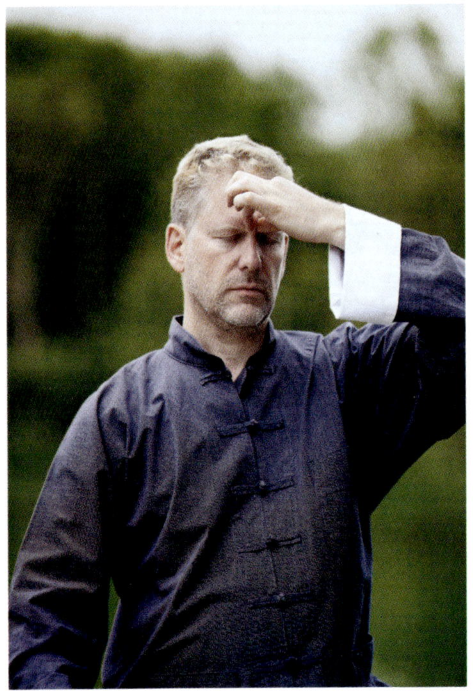

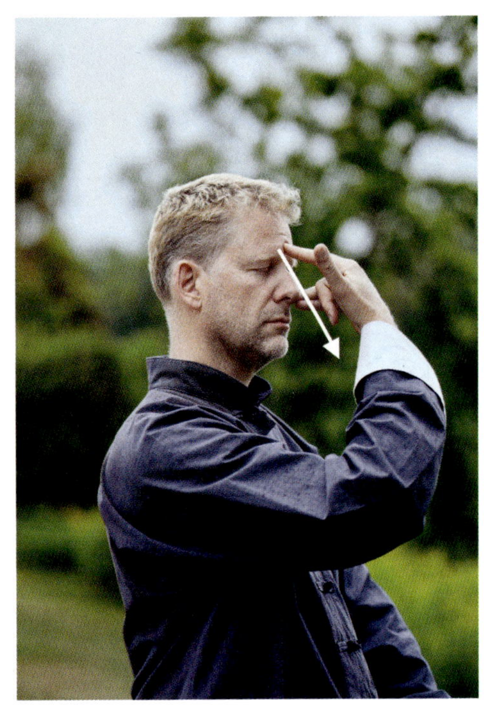

Atmen Sie durch dasselbe Nasenloch langsam ein, Stellen Sie sich vor, wie der Atem über den vorher aktivierten Stirnpunkt durch die Stirn zur anderen Seite wechselt. Wenn Sie möchten, können Sie den Stirnpunkt mit einem Finger sanft berühren.

Wechseln Sie die Finger und verschließen Sie nun das rechte Nasenloch. Dann atmen Sie auf der linken Seite aus. Machen Sie eine kleine Pause am Ende der Ausatmung. Dann können Sie den Einatem auf derselben Seite sanft kommen lassen, ohne ihn hochzuziehen.

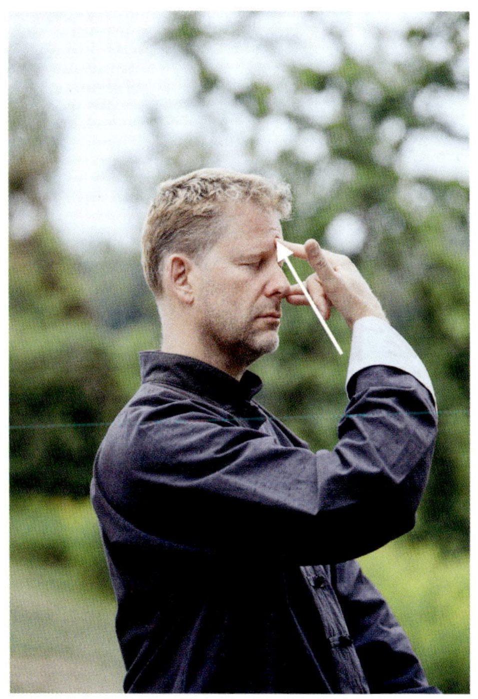

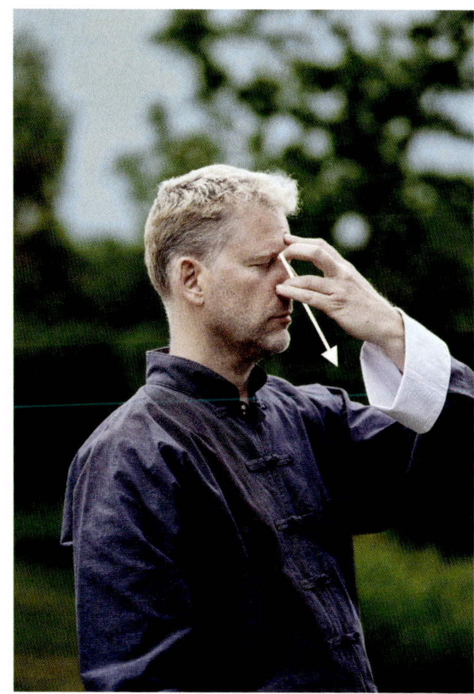

Fädeln Sie den Atem erneut zur anderen Seite durch den Stirnpunkt hindurch, bevor Sie mit dem Ausatmen beginnen. Lassen Sie die Ausatmung immer ein bisschen länger werden – ohne jedoch in der Pause allzu starken »Lufthunger« entstehen zu lassen. **Also nach dem Ausatmen immer auf derselben Seite einatmen, in der Fülle des Einatems kurz verharren und erst dann zur anderen Seite wechseln!**

Wiederholen Sie die Wechselatmung ungefähr vier- bis fünfmal auf beiden Seiten und stellen Sie sich anschließend schulterbreit mit parallelen Füßen auf, am Faden oben am Scheitel aufrecht gehalten, die Knie leicht gebeugt. Spüren Sie die »Verdichtung« am Stirnpunkt und lassen Sie den Ausatem durch beide Nasenlöcher entlang der Nasenscheidewand warm ausströmen. Lassen Sie dabei alle Spannung und Schwere Richtung Füße sinken. Stellen Sie sich vor, wie alle überschüssige Spannung und Schwere über die Füße und Hände in die Erde strömen.

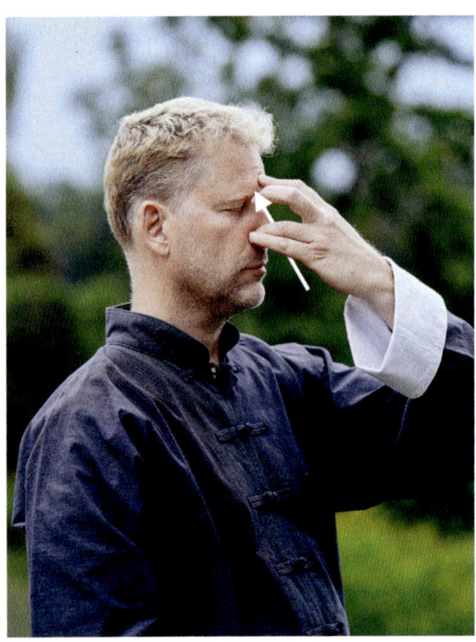

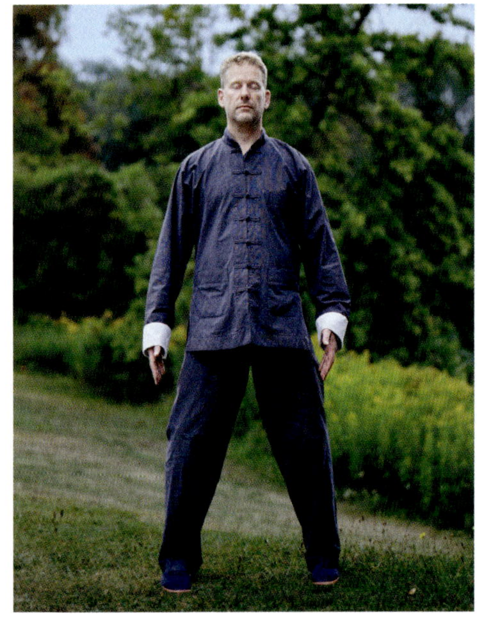

Vertiefung: Wechselatmung ganzkörperlich im Stehen

Durch Gewichtsverlagerung jeweils auf das Bein mit offenem Nasenloch wird aus der Atem- eine ganzkörperliche Qigong-Übung. Stehen Sie aufrecht, am Faden gehalten, die Füße schulterbreit auseinander. Immer wenn Sie mit Beginn der Ausatmung das Nasenloch wechseln, verschieben Sie Ihr Körpergewicht auf die gleiche Seite. Bleiben Sie aufrecht und lassen Sie mit dem Ausatem die Schwere in den entsprechenden Fuß sinken und von dort durch Ihre Wurzeln aus der vorherigen Übung in die Erde strömen (Pfeil 1).

Warten Sie, bis der Einatem wie durch Ihre Fußsohle von unten her einströmt – so wie frischer Saft durch die Wurzeln von unten in einen Baum hineinsprudelt (Pfeil 2). Versuchen Sie, den Einatem nicht zu holen! Bleiben Sie bis zum Ende der Einatmung aufrecht und berühren Sie Ihren Stirnpunkt. Wechseln Sie dann das Nasenloch und verlagern Sie Ihr Gewicht zur anderen Seite (Pfeil 3).

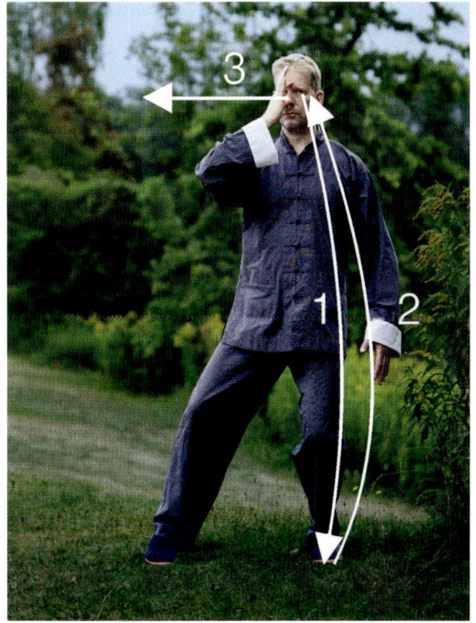

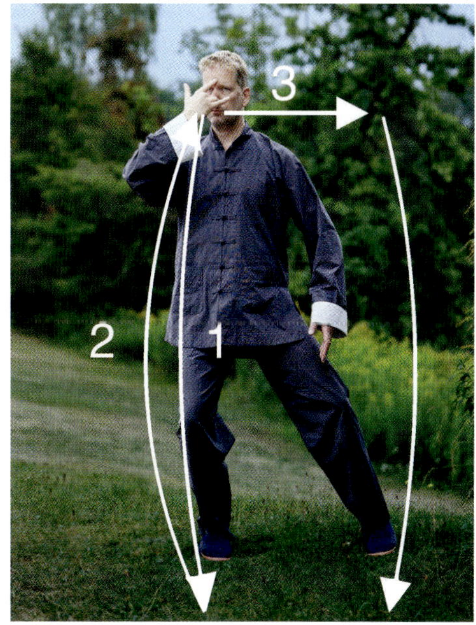

Wiederholen Sie dies vier bis fünf Zyklen lang. Dann kommen Sie mit weiterhin lockeren Knien in die Mitte, stehen noch eine Minute entspannt und spüren einfach nur nach, ohne etwas zu tun.

Mit einiger Übung kann bei der Wechselatmung auch gezählt werden, sofern dies nicht in totaler Verkrampfung endet. Probieren Sie mal, auf 6 auszuatmen, 3 zu halten, auf 6 den Einatem auf derselben Seite kommen zu lassen, 3 zu halten, mit 6 auf der anderen Seite auszuatmen, 3 zu halten …

Bei dieser Praxis wird die Fülle des Einatems einen Moment gehalten, Gewicht und Nasenloch gewechselt und erst dann mit dem Ausatmen nach unten begonnen!

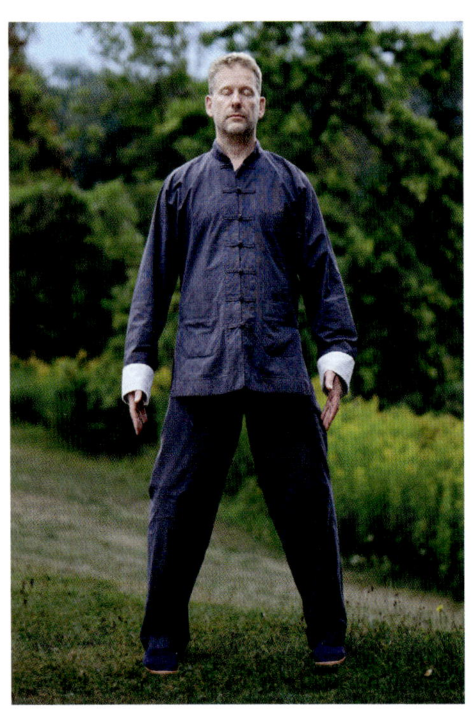

Was bedeutet eigentlich »Gesundheit«?

Über den Kontext der Lunge und ihrer Funktionen hinaus lässt sich nun fragen, was »Gesundheit« eigentlich bedeutet. Heißt Gesundheit, frei zu sein von jeglichem Unwohlsein, jeglichen Beschwerden und Symptomen? Obwohl die Weltgesundheitsorganisation eine solche Definition nahelegt, würde ich noch einen anderen Aspekt betonen. Denn es ist ein Zeichen von Gesundheit, wenn wir ein- oder zweimal im Jahr für eine gute Woche eine Erkältung, vielleicht sogar mit Fieber, bekommen. Unser Organismus muss mit Störungen und Belastungen umgehen können und stärkt so seine Abwehrkräfte.

Besonders Kinder »trainieren« ihr Immunsystem noch. Daher ist es für sie sogar notwendig, fünf bis sieben Infekte pro Jahr durchzumachen. Unser Organismus muss lernen, was als Teil ins Ganze integriert und was sinnvollerweise abgewehrt und ausgeschieden werden muss.

Im Rahmen von Atemwegsinfekten scheiden wir mit Schweiß, Schleim, Stuhl und Urin Erreger, abgestorbene Körperzellen und Giftstoffe aus. In der akuten Krankheitsphase ist unser Appetit sinnvollerweise vermindert, sodass wir unwillkürlich meist einige Tage mehr oder weniger fasten.

Mild verlaufende Infektionen sind auch als Reinigungsprozesse auf körperlicher wie seelischer Ebene zu verstehen.

Bei leichter Erhöhung der Körpertemperatur über 37 Grad Celsius arbeiten die Funktionseiweiße und Enzyme unseres Körpers deutlich schneller und effektiver. Von Erregern befallene Zellen oder krebsartig veränderte Zellen zerstören sich selbst und werden von »Fresszellen« aufgenommen und aufgeräumt. Aus diesem Grund wird in der Krebstherapie unter anderem künstlich erzeugtes Fieber bei der »Hyperthermie-Behandlung« eingesetzt. So erklärt es sich von selbst, dass nicht jedes Fieber gleich gesenkt werden muss. Erst wenn das Fieber länger als fünf Tage anhält oder sich der Grenze von 42 Grad Celsius nähert, müssen unbedingt weitere ärztliche Maßnahmen ergriffen werden.

Der Mensch ist also umso gesünder, je flexibler und angemessener er auf Herausforderungen oder Belastungen reagieren kann.

Gesund-Sein und Erkranken bedingen sich daher bis zu einem gewissen Grad gegenseitig! Denn es ist auch eine Fähigkeit, bestimmte Symptome wie Schnupfen, Husten oder Fieber entwickeln zu können. Es gehört zum Leben dazu, dass wir durch Belastungen etwas aus unserem Gleichgewicht gebracht werden. Nur so lernen wir, wieder in eine dynamische innere Mitte zurückzuschwingen. Andernfalls werden wir zu steif und starr.

Im Stoffwechsel wird diese dynamische Mitte auch »Homöostase« genannt, eine Art dynamisches Gleichgewicht. Das bedeutet, dass die »Normwerte« aller Substanzen innerhalb bestimmter Grenzwerte schwanken, weil in einem lebenden System ständig Nahrung, Flüssigkeit, Sauerstoff etc. aufgenommen, verarbeitet und ausgeschieden werden müssen. Das bedeutet, dass es letztlich auf den harmonischen, koordinierten Fluss aller Lebensprozesse im Körper ankommt.

Diese Koordination, die die Vielzahl an Lebensprozessen zu einem Ganzen zusammenfügt, bedarf aus Sicht der ostasiatischen Medizin des geordneten Flusses der Lebensenergie, die die Chinesen Qi nennen. Die Lunge ist durch den Gasaustausch der wesentliche Motor, um Lebensenergie Qi zu bilden und durch den Körper zu bewegen. Sie rhythmisiert und koordiniert viele Prozesse im Körper. So trägt sie zur Integrität und daher Ganzheit des Organismus bei.

Gesundheit bedeutet daher in der ostasiatischen Medizin: harmonischer, koordinierter Fluss der Lebensenergie Qi als »innerer Atem« – ohne schwerwiegende Blockaden. Bei Störungen reagiert das energetische System oft schon vor Auftreten körperlicher Symptome. Auch das seelisch-emotionale Wohlbefinden hängt wesentlich vom Fluss des Qi ab.

Um unser Verständnis der Lebensprozesse zu erweitern, ist die Beschäftigung mit der fernöstlichen Betrachtungsweise und Therapie hochinteressant. Daher lade ich Sie ein, die Lunge aus fernöstlicher Sicht genauer verstehen zu lernen.

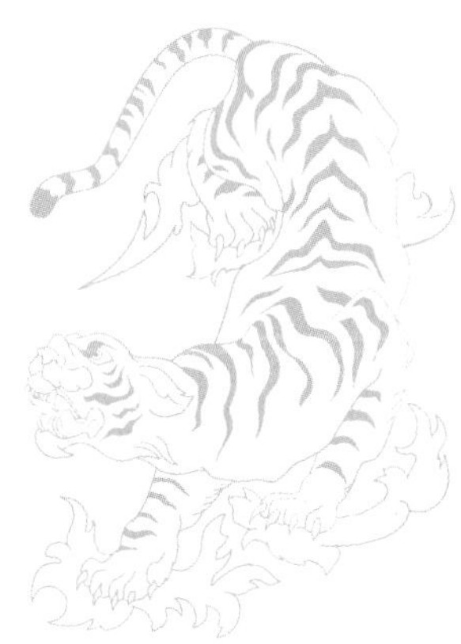

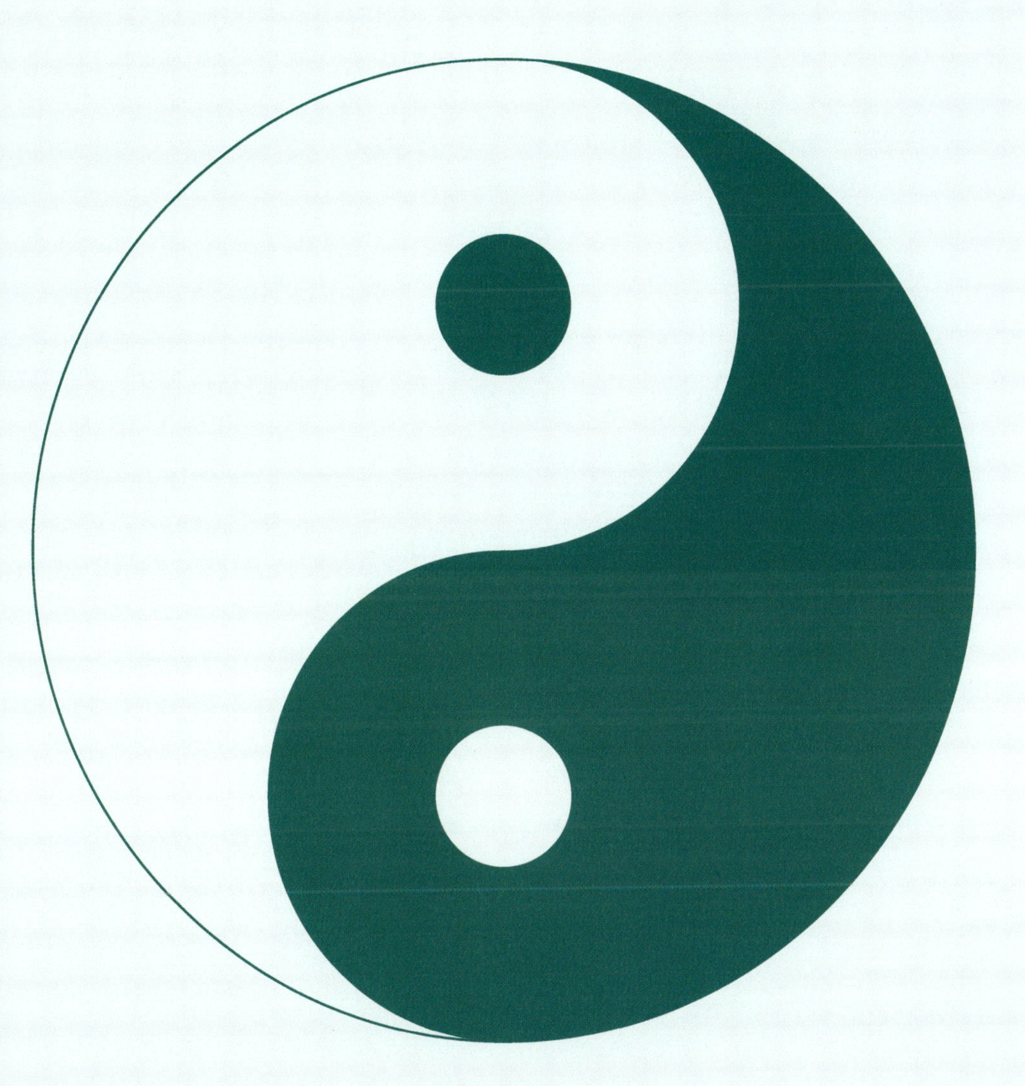

2
WELCHE ENERGETISCHEN FUNKTIONEN REGELT MEINE LUNGE?

Die fernöstliche Perspektive

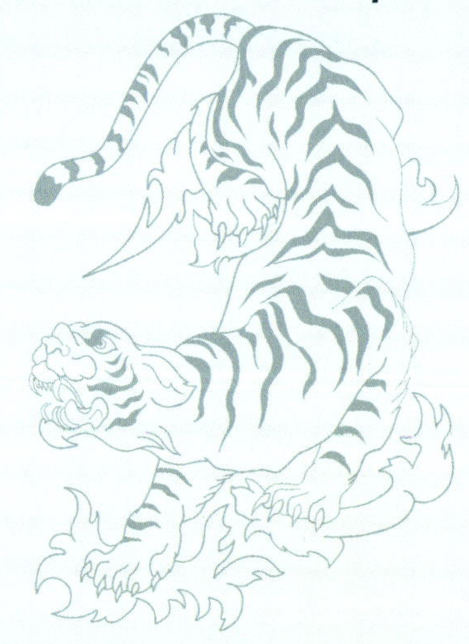

In der chinesisch-fernöstlichen Physiologie spricht man vom »Funktionskreis Lunge«. Dieser schließt nicht nur die Atemwege von der Nase bis in die eigentliche Lunge ein, sondern reicht funktionell bis in die Ansätze der Zwerchfellmuskeln im Bereich der Lendenwirbelsäule. In diesem Raum unter dem Bauchnabel liegt aus fernöstlicher Sicht das energetische Zentrum und damit auch der **Motor unserer Atmung.** Auch die äußere Oberfläche der Haut und die innere Oberfläche des Dickdarmes zählen zum »Funktionskreis Lunge«. Dies dürfte nach dem bisher Gesagten auch aus westlicher Betrachtung nachvollziehbar sein.

Die Bilder und das Verständnis der chinesischen Lungenphysiologie helfen bei den Übungen und Meditationen, entsprechende innere Bilder zu wecken. Die Vorstellungskraft in Verbindung mit Bewegung und Atmung kann Energieblockaden auflösen und alle mit der Atmung verbundenen Prozesse stärken und verbessern. Auch der Einsatz der Hausmittel in Kapitel 5 lässt sich besser verstehen.

Die Lunge gilt in der chinesischen Medizin als oberster Minister oder Kanzler, der die Wünsche des Kaisers im ganzen Reich verkündet und umsetzt. Der Kaiser entspricht im Körper dem Herzen. Weil so viele Gefäße in die Lunge münden, hat sie Verbindungen zu allen Organen bis unter die Haut.

In der alten chinesischen Medizin gibt es ein wunderbares Bild von der Lunge als Blasebalg, der das innere Feuer im Unterbauch anfacht. Im Chinesischen spricht man von den sogenannten **Drei Erwärmern:** dem Oberen Erwärmer im Brustraum, dem Mittleren im Bauchraum und dem Unteren im Unterleib. Dies entspricht übrigens den drei Räumen, die wir in Übung 1 erkundet haben. Die Atmung muss aus dem Oberen Erwärmer also nach unten zum Unteren Erwärmer

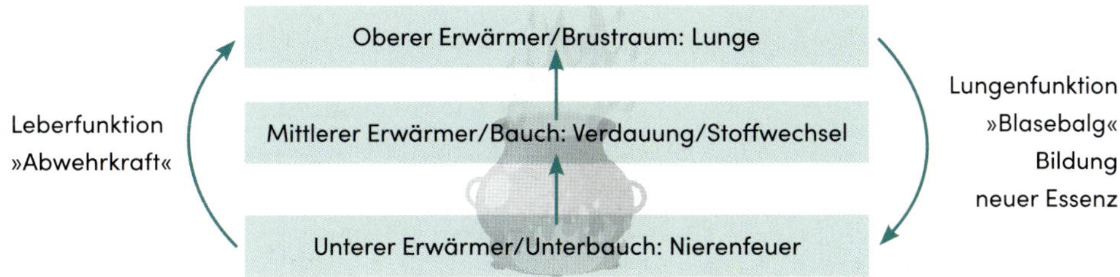

Darstellung der Drei Erwärmer (vereinfacht nach chin. Physiologie)

gebracht werden. Dieses innere Feuer erhitzt von unten den »Verdauungskessel« im Bauchraum, in dem die Nahrung wie eine Suppe gekocht wird. Das Verdauungsfeuer sollte weder zu heiß noch zu kalt sein, sodass über dem »Verdauungskessel« **feiner Dampf** mit den reinen Essenzen der Nahrung in den Oberen Erwärmer zur Lunge aufsteigen kann.

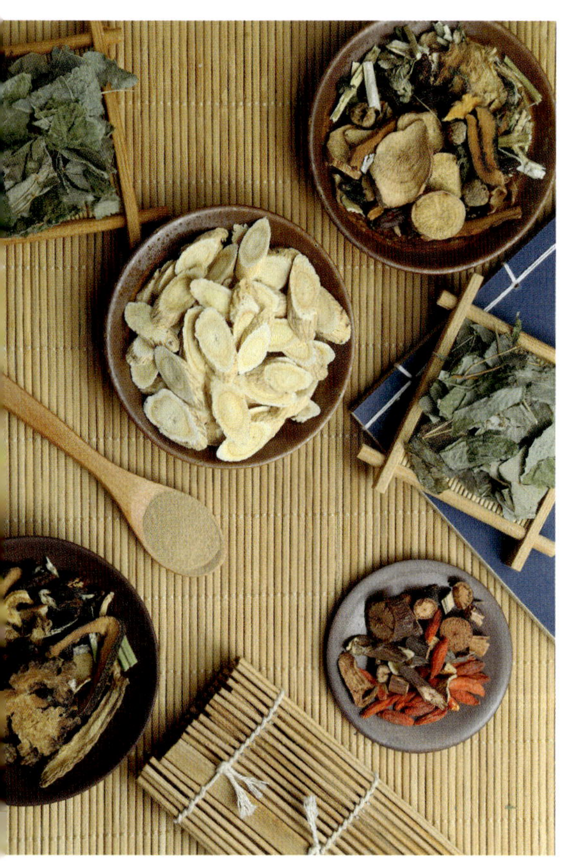

Traditionelle chinesische Heilmittel

Die Lunge fängt Feuchtigkeit und Nahrungsessenzen in einer Art Kondensationsprozess auf wie ein weißer Baldachin, also ein zartes membranartiges Dach. Von oben bildet und verteilt die Lunge dann reinste Körperflüssigkeiten, Nahrungsessenzen und die Lebensenergie Qi überallhin. Gleichzeitig verdichtet die Lunge die wertvollen gereinigten Nahrungsessenzen und hilft, sie nach unten zur Niere zu bringen. Die energetische Niere wiederum sammelt und speichert diese **Essenzen** einerseits. Andererseits stellt sie diese Essenzen wie Brennstoff dem inneren Körperfeuer, auch Nierenfeuer genannt, zur Verfügung. So schließt sich auch hier ein Kreis. Die Lunge wirkt dabei ordnend und **rhythmusgebend,** nicht nur in der Atmung, sondern auch für Herzrhythmus und Darmbewegungen. Durch die Zusammenarbeit von Lunge und Dickdarm werden nicht mehr verwertbare, unreine Substanzen über den Dickdarm mit dem Stuhl ausgeschieden.

Die Lunge gilt aufgrund ihrer feinen Wabenstruktur als das zarte Organ. Sie ist auf **Befeuchtung** in Form von feinem Dampf angewiesen. Ohne Feuchtigkeit geraten alle Funktionen der Lunge ins Stocken. Durch Trockenheit, Kälte oder Wind oder andere klimatische oder auch emotionale Faktoren kommt es zu Blockaden der Atmung und damit der physiologischen Abwärtsbewegung in Lunge und Dickdarm. Dann dreht sich die Abwärts- in eine Aufwärtsbewegung um, und es entstehen Lungensymptome wie Husten und Atemnot. Letzteres resultiert oft aus einer Verengung der Bronchien, beispielsweise bei »obstruktiver Bronchitis« oder beim »Asthma bronchiale«. Hier ist besonders die Ausatmung behindert, sodass die zurückgehaltene Luft den Brustraum oben immer weiter aufbläht. Brustbereich und Schultern verspannen sich.

Lunge, Haut und Dickdarm bilden die Oberfläche, an der Krankheitserreger und schädliche klimatische Faktoren wie Kälte oder Wind abgewehrt werden. Die **Abwehrkraft** kommt nicht aus der Lunge selbst, sondern wird in der beschriebenen Weise vom Nierenfeuer unten mithilfe der Aufwärtsbewegung der energetischen Leber zur Lunge und ihren Oberflächen gebracht. Ein starkes Immunsystem nach unserem westlichen Verständnis braucht also nicht nur die einwandfreie Funktion der Lunge, sondern beruht auch auf der energetischen Niere und Leber sowie den Verdauungsprozessen im Unteren und Mittleren Erwärmer.

Die Therapie in der ostasiatischen Medizin beruht auf fünf klassischen Säulen. An erster Stelle steht die Arzneimittellehre mit überwiegend pflanzlichen Arzneimitteln, die in einer Vielzahl von komplexen Rezepturen zur inneren, teilweise auch äußeren Anwendung zur Verfügung steht.

Sie bedarf eines Therapeuten mit großer Fachkenntnis und Erfahrung – so wie auch die Akupunktur, bei der mit Nadeln und durch Abglimmen von sogenanntem Moxakraut an der Körperoberfläche das energetische System reguliert wird.

Manuelle Methoden wie Tuina-Massage, Gua-Sha-Schabmassage, Schröpfen usw. ergänzen die Therapie zusammen mit Ernährungsempfehlungen und Körperübungen wie Qigong und Tai-Chi.

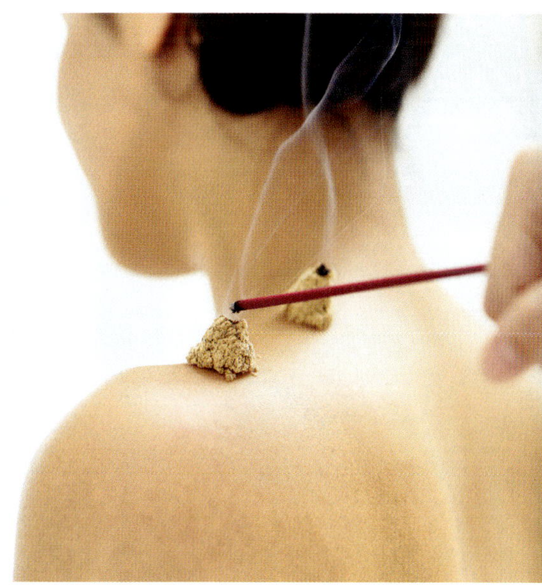

Moxibustion

ÜBUNG 7

Vertiefung der Atmung durch koordiniert-kreisende Bewegung

Qigong-Einführung: Wachstum und Blüte im Jahreslauf

Sie stehen aufrecht, vom goldenen Faden am Scheitel gehalten, die parallelen Füße schulterbreit auseinander, niedergelassen mit lockeren, niemals durchgedrückten Knien – wie oben beschrieben. Verbinden Sie sich mit Ihren Wurzeln im Aus- wie Einatmen.

Mit seitlich geöffneten Ellenbogen legen Sie ohne Druck die Fingerkuppen beider Hände aufeinander und lassen dabei im Inneren der Hände einen Hohlraum.

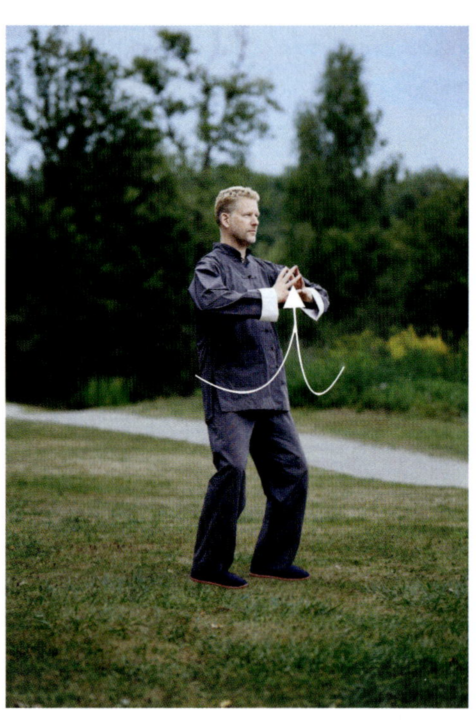

Wie eine Pflanzenknospe wachsen nun die Hände vor Ihrer Körpermitte nach oben bis weit über den Kopf. Lassen Sie die Fingerkuppen weit nach oben in den Himmel steigen, ohne die Ellenbogen zu strecken. Trotz der Länge sind die Ellenbogen leicht zur Seite geöffnet und die Schultern möglichst nicht angehoben. Wie in der Natur entspricht dieses Aufwärtssteigen der Wachstumsbewegung der Pflanzen im Frühling.

Nun öffnen sich von dort oben zuerst die Hände – als Spitzen der Blütenblätter.

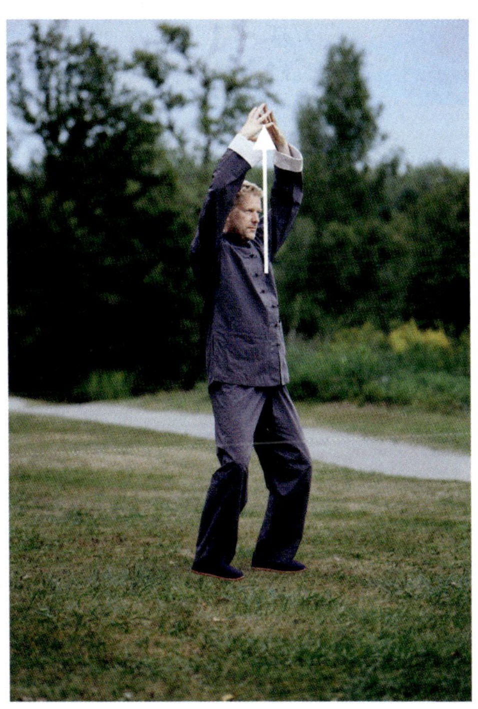

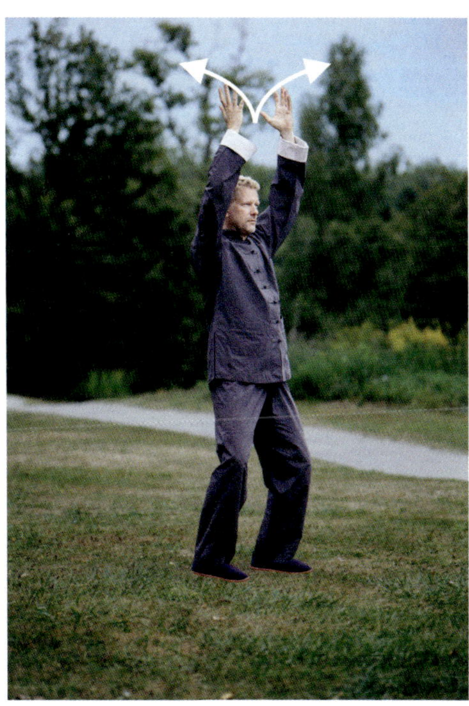

Wie ein Blütenkelch, der sich dem Sonnenlicht und der Wärme hingibt, weiten sich die runden Arme seitlich mit nach oben offenen Handflächen und erreichen oberhalb der Horizontalen die maximale Entfaltung. Stellen Sie sich vor, es ist Sommer und Sie atmen dabei tief und genussvoll durch die Nase.

Sobald die Arme die Horizontale erreichen, ist der Höhepunkt bereits überschritten, und die Blütenblätter beginnen zu verblühen. Wurde die Blüte befruchtet, so verdichtet sich der Stempel in der Mitte und lässt dort Frucht und Samen reifen.

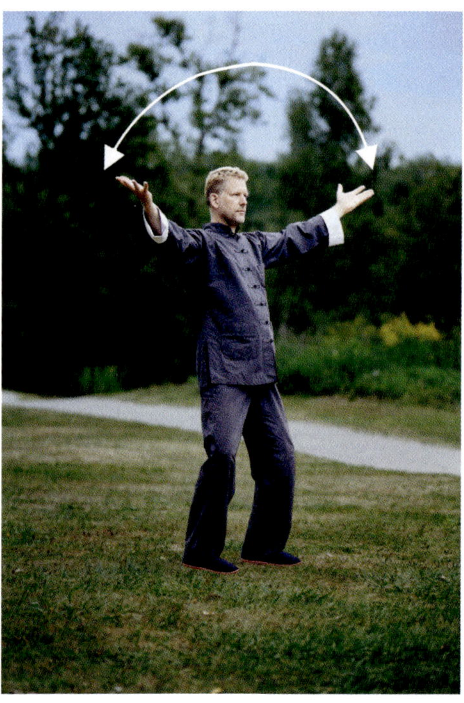

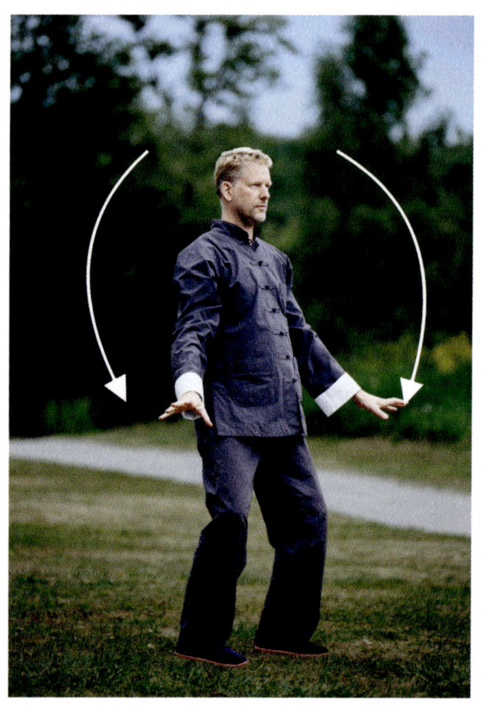

Setzen Sie sich in den Beinen noch ein wenig tiefer. Die Handflächen drehen sich nach unten zur Erde und beschreiben langsam einen Bogen auf jeder Seite des Körpers. Stellen Sie sich vor, dass Arme und Finger dabei nicht schrumpfen, sondern sich in Ihrer Vorstellung sogar noch weiten und immer länger werden, ohne jemals die Ellenbogen durchzustrecken. Verbinden Sie sich dabei – auch in Ihrem Zimmer in der Stadt – mit der Natur und den Bäumen draußen.

Lassen Sie alle übermäßige Spannung los, ohne Arme oder Körperhaltung erschlaffen zu lassen. Erden Sie sich, setzen Sie sich etwas im Stehen und lassen Sie die Arme seitlich des Körpers entspannt hängen.

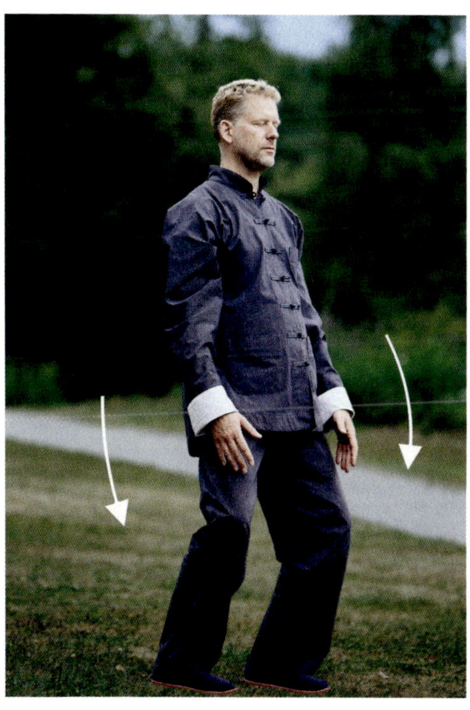

Nach einer Phase des Nachspürens finden die Hände wieder zueinander und wachsen als Knospe erneut empor.

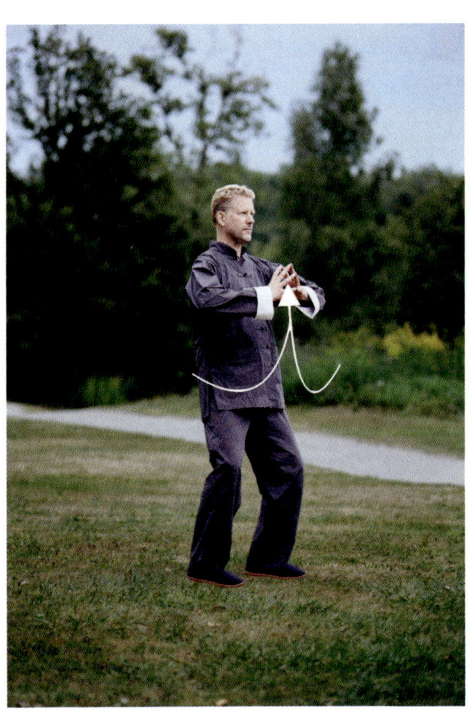

Der **Zyklus der Jahreszeiten** in der Natur dient in der ostasiatischen Medizin immer wieder als Vorbild für die physiologischen Prozesse innerhalb unseres Körpers. Die aufsteigende Phase des Wachsens entspricht dem **Frühling,** die Entfaltung der Blüte und die Befruchtung dem **Sommer,** das Reifen der Frucht dem Spätsommer, der Erntezeit. Die Phase, in der die Arme seitlich langsam sinken, entspricht dem Herbst, wenn die Blätter vertrocknen und die Samen freigesetzt werden.

Der **Herbst** steht auch für Loslassen, die Reinigung vom Alten, dem Zurückfinden zu sich selbst, eingebunden in eine größere Natur. Im Körper entspricht der Herbst der Lunge und ihren Funktionen. Über Lunge und Atmung kann sich unser Körper nach aller Eigenaktivität mit der Natur zurückverbinden. Sie sorgt dafür, dass das Unwesentliche entlassen und freigegeben wird und das Wesentliche, die Essenz, der Samen gebildet werden kann. Im Herbst werden die zum Überleben notwendigen Essenzen nach innen gezogen und zugleich die verkapselten Samen in die Umgebung verteilt. Die gleichzeitige **Weitung und Verdichtung** sind hier keine Widersprüche, sondern die sich wechselseitig fördernde Entsprechung.

Die dann folgende Ruhephase, der **Winter,** entspricht den Nieren, dem

Wasser, der Kälte, dem schützenden Zusammengezogen-Sein, in dem die Essenzen des Samens für das nächste Jahr bewahrt werden. In der Übung entspricht dies dem Nachspüren nach jedem Zyklus, das keine Unterbrechung, sondern das Ende und bereits der Anfang des neuen Zyklus ist.

Dieser zyklische Charakter und die bewusste und nie in Routine verfallende Wiederholung ist charakteristisch für jede Qigong-Praxis.

Übung für Übung haben wir uns nun vorbereitet und sind bereits mitten in der Praxis des alten, chinesischen Qigong angekommen. Aufbauend auf den ersten sieben Übungen, lernen Sie nun weitere wertvolle Übungen des Qigong kennen.

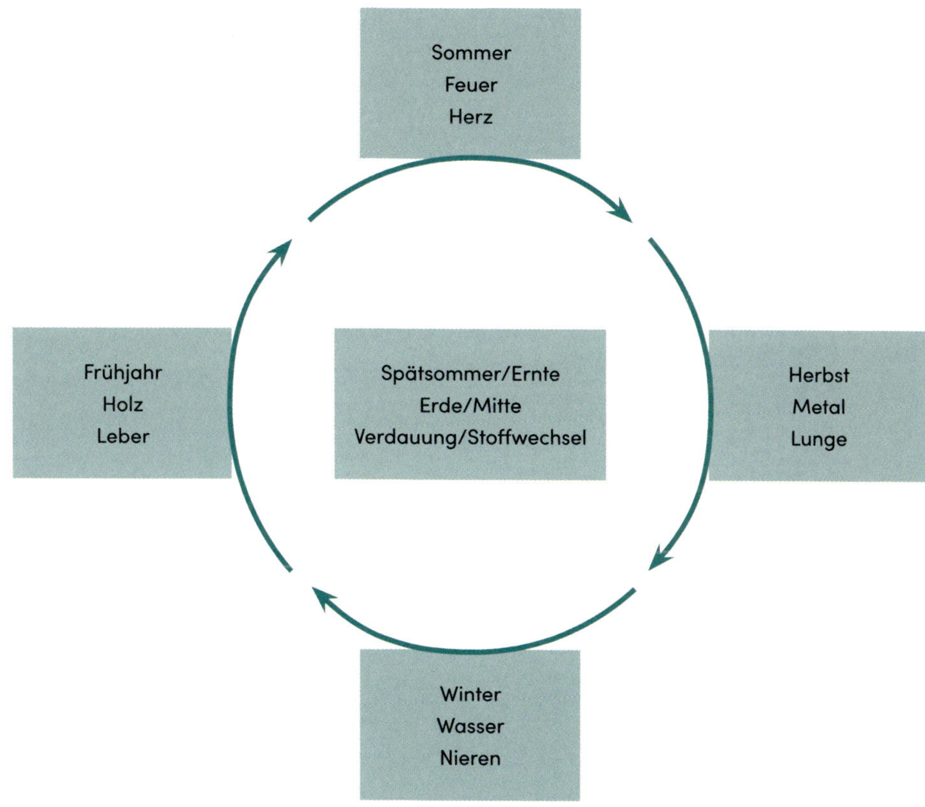

Kreis der Jahreszeiten und Organfunktionen aus der chinesischen Medizin

3 KANN ICH MEINE LUNGE DURCH ÜBUNGEN STÄRKEN?

Chinesische Qigong-Übungen

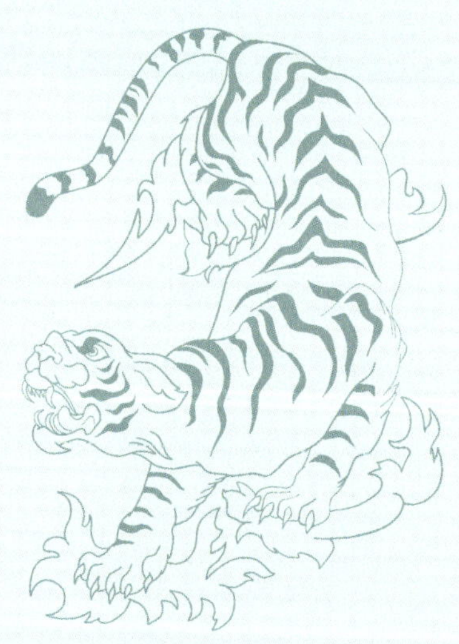

Qigong heißt auf Chinesisch so viel wie: »Übungspraxis mit der Lebensenergie Qi«. Das bedeutet, dass der jeweils korrekte Bewegungsablauf mit bestimmten Vorstellungen achtsam verknüpft wird, sodass sich Leichtigkeit und ein vertiefter, langsamer Atemrhythmus einstellen. Daher ist es weit mehr als einfache Gymnastik zur Muskelkräftigung oder -dehnung. Durch Öffnen der Gelenke und Aktivierung der Leitbahnen lösen sich bei regelmäßiger Praxis Blockaden und Verspannungen, die Atmung vertieft sich, die Gewebe und Faszien werden belebt, der Blutfluss angeregt. Außerdem aktiviert das Qigong die energetischen Leitbahnen – ähnlich wie auch die Akupunktur oder die Meridianmassage, beispielsweise des japanischen Shiatsu.

Die anatomische Entsprechung der energetischen Leitbahnen liegen teilweise in den Muskelfaszien, das heißt in den membranartigen Umhüllungen der einzelnen Muskeln und Gewebe. Lücken in den Faszien als Durchtrittspunkte für Blutgefäße und feine Nerven finden sich bei einem Teil der Akupunkturpunkte. Manchmal werden sie auch »Meridiane« genannt und wirken über die Lebensenergie Qi auf Durchblutung, Muskelspannung und Atmung im Inneren des Körpers zurück. Diese Leitbahnen, wie beispielsweise die Lungen- und Dickdarm-Leitbahn, laufen relativ nah an der Körperoberfläche und verbinden verschiedene Akupunkturpunkte mit ähnlicher Wirkung.

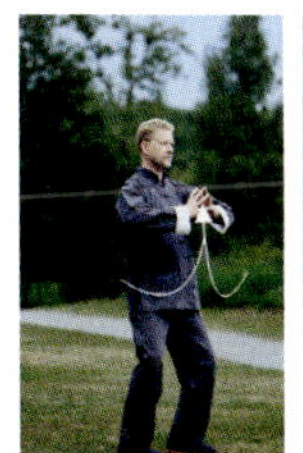
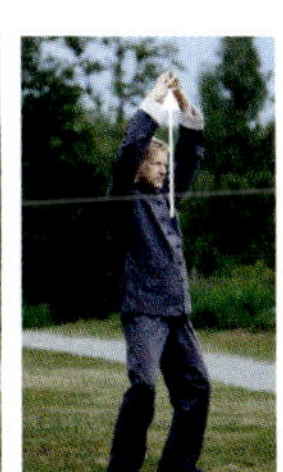
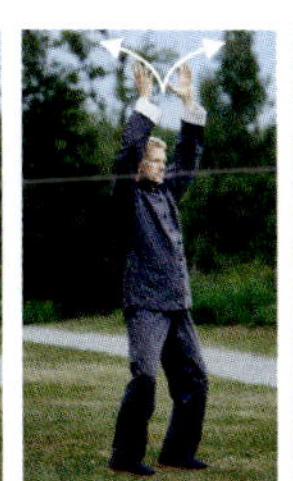
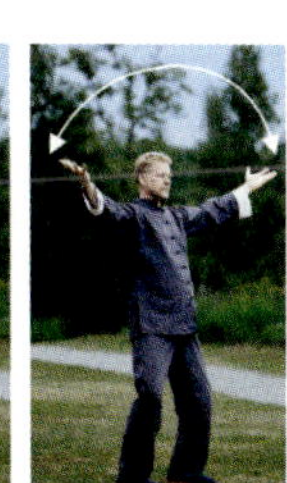
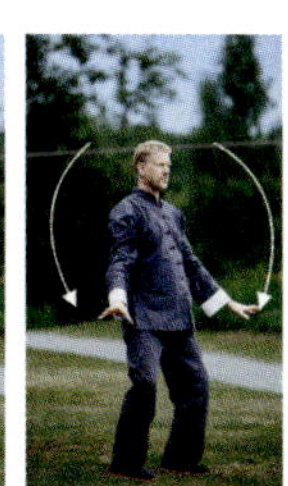
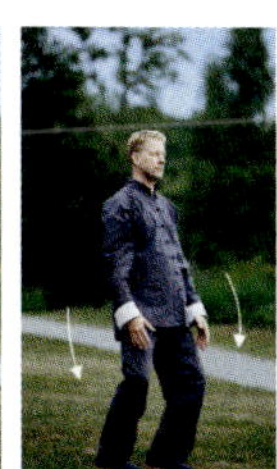
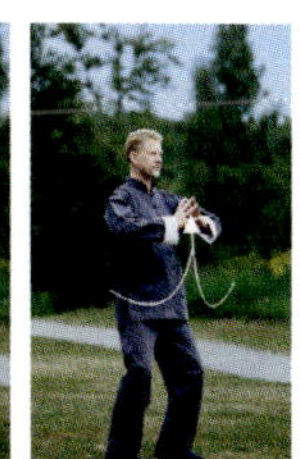

ÜBUNG 8

Vertiefung der Atmung über Aktivierung der Lungenleitbahn

Möchten Sie Ihre Lungenleitbahn am Körper genauer kennenlernen? Die Leitbahn beginnt tief innen in der Unterbauchmitte, durchläuft den Dickdarm und steigt paarig durch die beiden Lungenflügel auf. Durch den Großen Brustmuskel beidseits hindurch kommt die Lungenleitbahn aus der Lunge an die Körperoberfläche. Vorne an der Schulter zwischen Brustmuskel und Schulterkuppe finden Sie jeweils eine Mulde, die sogenannten »Schulteraugen«. Von dieser aus verläuft die Leitbahn vorne innen über die Arme bis zur Daumenkante. Sie werden den genauen Verlauf gleich am eigenen Leib kennenlernen.

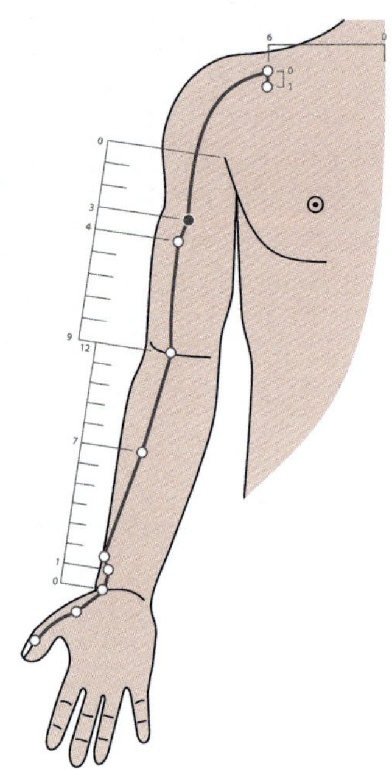

Der Lungenmeridian

Teil 1: Die Schulteraugen halten

Ich lade Sie ein, die linke Hand auf Ihren Unterbauch zu legen und die Atmung dort als Bewegung wahrzunehmen. Die geöffnete rechte Hand legen Sie auf Brustmuskel und Mulde der anderen Seite. Lassen Sie die natürliche Atembewegung sanft und ohne Anstrengung zu. Geben Sie sich selbst in diesem Bereich liebevoll Wärme und Schutzraum.

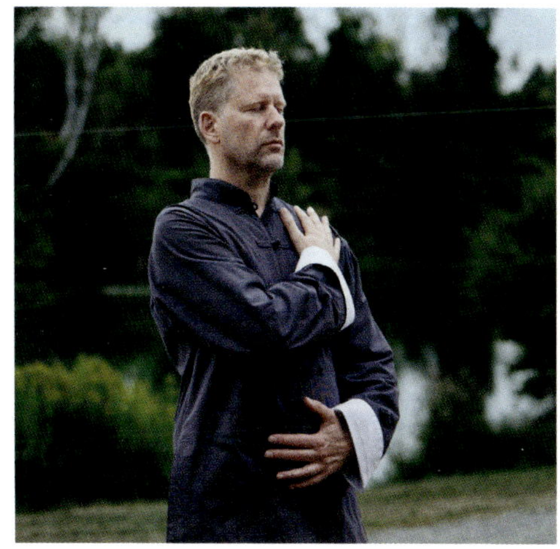

Wechseln Sie die Körperseite und gehen Sie in gleicher Weise vor. Sollten Sie das Gefühl haben, dass Ihr Atemfluss an manchen Stellen des Atemzyklus stockt, dann registrieren Sie dies mit Interesse, aber ohne Bewertung. Vielleicht fällt Ihnen entweder das Ein- oder das Ausatmen schwerer oder Sie beginnen bereits, Schultern und Atmung nach oben zu ziehen.

Versuchen Sie grundsätzlich nicht, Hindernisse mit Gewalt überwinden zu wollen. Vertrauen Sie darauf, dass sich durch fortgesetzte Übung genau diese Hemmungen nach und nach von selbst lösen!

Teil 2: Leitbahnmassage

Nehmen Sie nun den linken Arm rund vor sich auf Schulterhöhe mit deutlich nach oben geöffnetem Daumen.

Ihr rechter Daumen wird nun vom linken Brustmuskel über den gesamten Arm streichen. Wie in einer schmalen Rille zwischen den Muskeln folgen Sie der Linie, die Sie von den Schulteraugen bis zur Oberkante des Daumennagels führt: Fahren Sie mit dem rechten Daumen und sanftem Druck vom Brustmuskel über die beschriebene Mulde die kleine Rinne am Unterrand des Schulterkuppenmuskels (Deltamuskel) vorne wenige Zentimeter entlang. Dann folgt der Daumen dem äußeren Rand des Bizepsmuskels und läuft in der Ellenbeuge am inneren Rand des Unterarmmuskels (Bracchioradialismuskel) bis zur inneren Daumenwurzel.

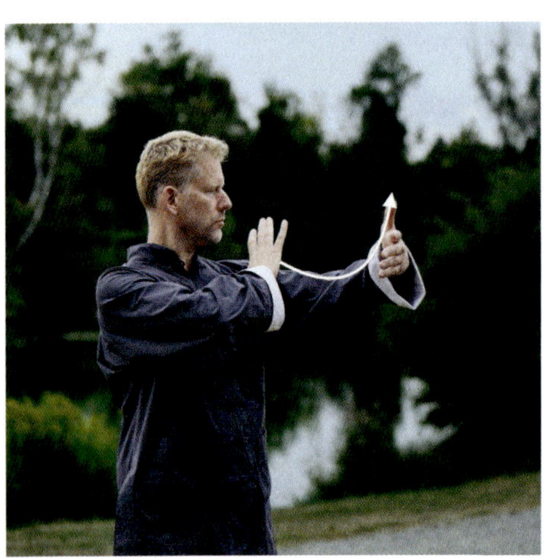

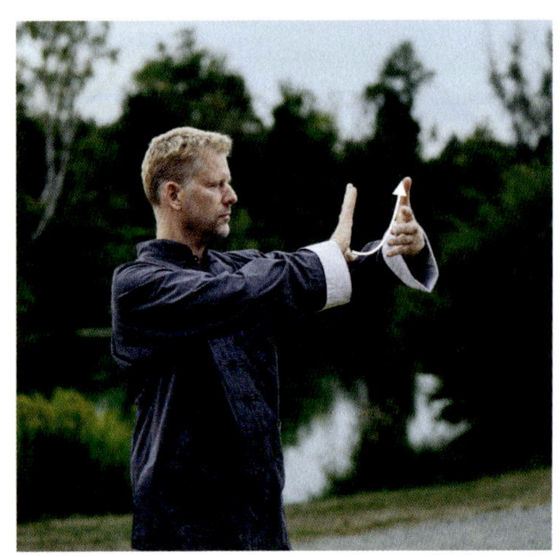

Über den fischbauchartigen Wulst des Daumenmuskels am Rand der Handfläche streichen Sie bis zur oberen Kante des Daumennagels, wo Sie einige Atemzüge verweilen.

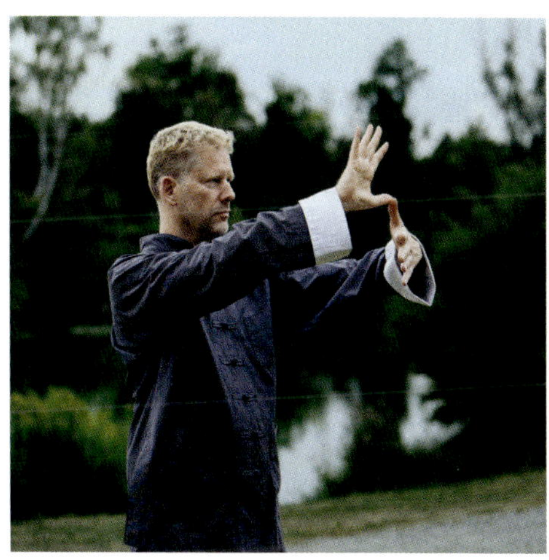

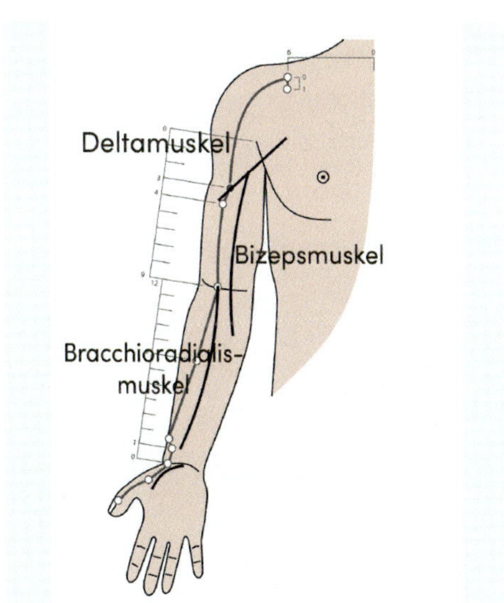

Wiederholen Sie dies nochmals langsamer. Zum Nachspüren lassen Sie dann in aufrechter Haltung beide Arme locker seitlich hängen. Vergleichen Sie Ihr inneres Körpergefühl in linker Schulter, Arm und Brust mit der anderen, noch nicht behandelten Seite. Auf welcher Seite atmet es sich leichter?
Wiederholen Sie dies genauso langsam auf der anderen Seite. Dann spüren Sie wieder nach. Haben sich die Unterschiede ausgeglichen?

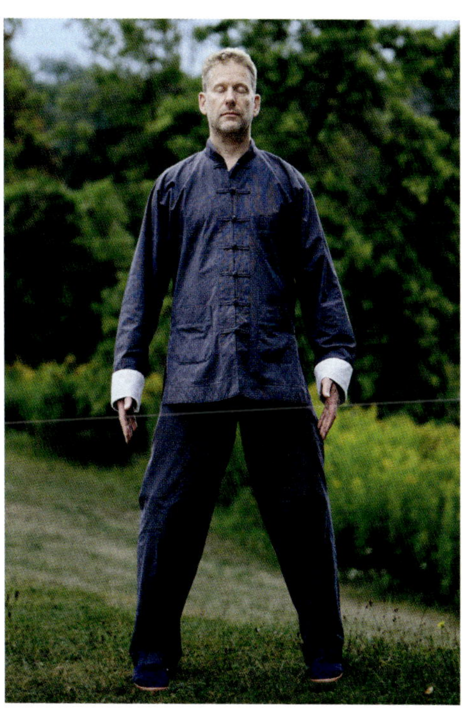

ÜBUNG 9
Vertiefung der Atmung durch Öffnen der Hände

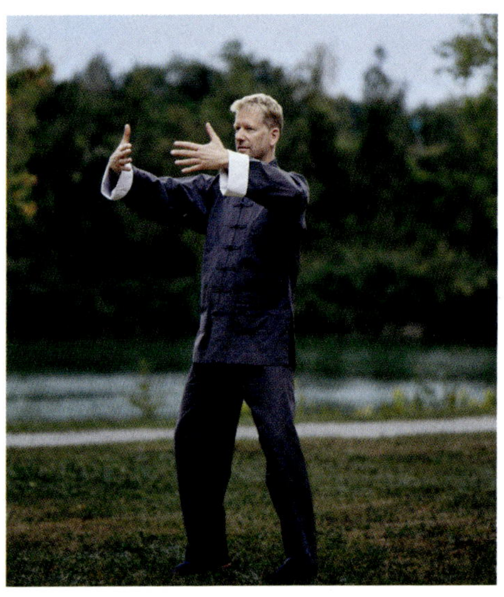

Es gibt Handhaltungen, die energetische Wirkung auf die inneren Organe entfalten können. Im indischen Yoga werden sie »Mudras« genannt. Man findet sie im ganzen asiatischen Raum, aber auch in westlichen Traditionen. Sie haben keineswegs nur symbolische Bedeutung, denn das bewusste Öffnen einzelner Finger und deren Berührung untereinander wirkt über die energetischen Leitbahnen auf die mit ihnen verbundenen Organe und Körperbereiche.
Ich lade Sie zu einem Experiment ein, das Sie im Stehen ausführen können. Halten Sie beide Hände auf Schulterhöhe vor sich, als ob Sie jemanden umarmen wollten. Dann richten Sie die Zeigefinger ausgestreckt aufeinander zu und öffnen die Daumen deutlich nach oben. Jetzt beschreiben die Zeigefinger die Waagrechte und die Daumen die Senkrechte vor Ihnen im Raum. Durch das Öffnen der Daumen und der vier langen Finger entsteht nach Möglichkeit ein **rechter Winkel zwischen Daumen und Zeigefingern.**

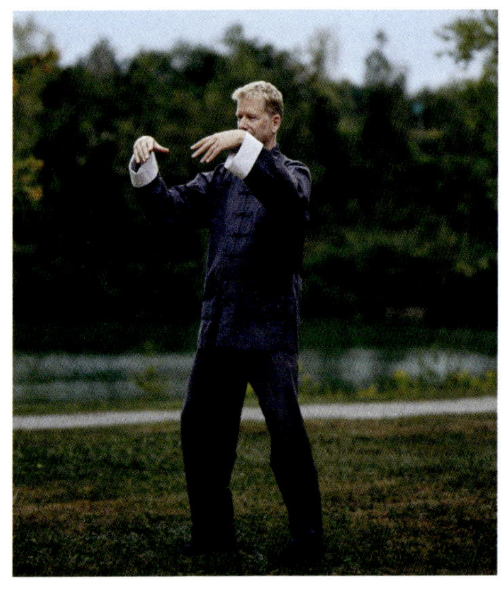

Lassen Sie die Finger mal schlapp hängen wie Blätter ohne Saft – ohne dabei die Position der Arme aufzugeben. Wie fühlt sich das an, und wie leicht geht Ihre Atmung dabei?

Dann stellen Sie sich vor, wie gleich den Ästen und Blättern eines Baums der Saft in Ihre Finger einströmt. Die Hand öffnet sich in der beschriebenen Weise. Die Ellenbogen bleiben auf Schulterhöhe, doch die Schultern bleiben so locker wie möglich.

Ich verrate Ihnen ein Geheimnis: Sie können die Finger mit viel Muskelanspannung strecken oder aber mit der Vorstellung öffnen, dass alle Finger an ihren Enden lang gezogen werden. Statt einer Streckung geschieht dann eine Art Dehnzug. Dies ist körperlich entspannter, aber verlangt eine gewisse Vorstellungskraft.

Vielleicht bekommen Sie eine Ahnung, in welchem Körperbereich sich durch das Öffnen der Hände auch etwas öffnet, weitet oder entspannt. Verändert sich Ihre Atmung? Testen Sie dies mehrfach, bis Sie zumindest dezente Unterschiede wahrnehmen. Trauen Sie Ihrer Wahrnehmung und bleiben Sie ansonsten möglichst entspannt.

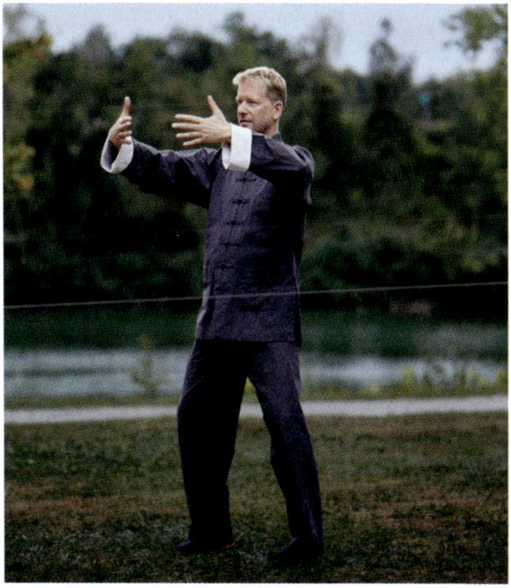

ÜBUNG 10

Vertiefung der Atmung durch Vorwärtskreisen der geöffneten Hände (wie ein Riesenrad)

Nun gehen wir aus dieser Haltung mit den geöffneten senkrechten Händen in eine große Kreisbewegung vor dem Körper. Stellen Sie sich zum Beispiel ein kreisendes Riesenrad vor.
Wie in der letzten Übung beschrieben, bilden beide Zeigefinger wieder auf Schulterhöhe eine horizontale Linie, diesmal nahe vor der Brust. Die Ellenbogen sind noch weiter seitlich geöffnet. Die Zeigefinger bewahren eine gute Handbreite Abstand voneinander, während die Daumen ab jetzt immer nach oben zum Himmel zeigen. Die Hände bleiben dadurch senkrecht wie die frei hängenden Waggons eines Riesenrades.

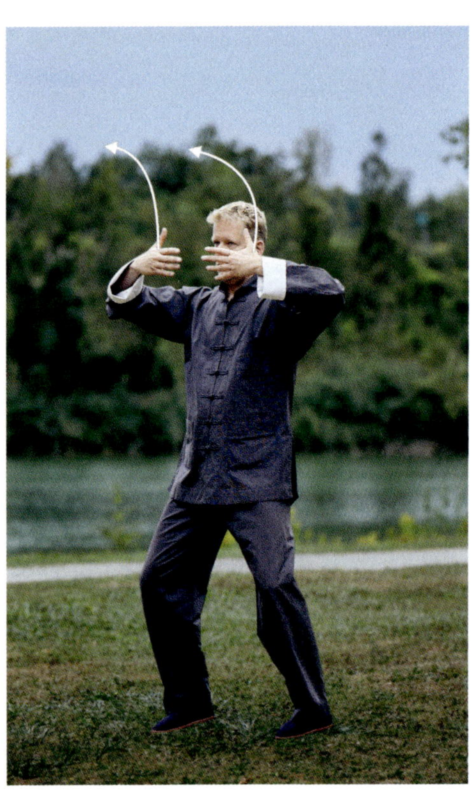

Beide Hände bewegen sich nun langsam parallel nach oben, dann etwas nach vorne von Ihnen weg.

In weitem Bogen senken sich die Hände nach unten, weit vor den Bauch. Die Arme sind weiterhin rund.

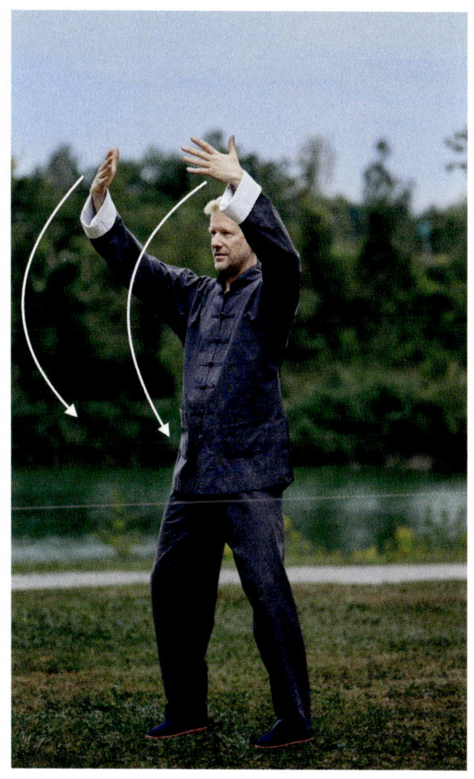

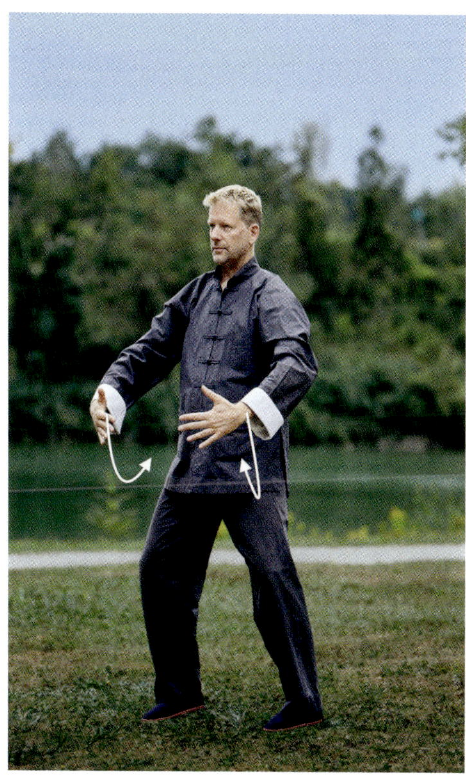

Versuchen Sie, die Hände jeweils unten durch das seitliche Öffnen Ihrer Ellenbogen in Bauchnähe zu bringen. So verstärkt sich die öffnende Wirkung, und Leichtigkeit kann entstehen.

Stellen Sie sich vor, dass Ihre Hände und Ellenbogen ganz leicht werden, und lassen Sie sie vor dem Körper aufsteigen bis über den Kopf.

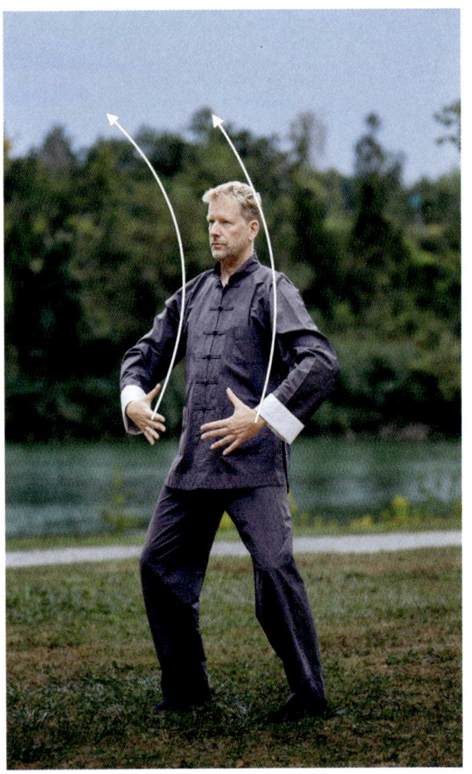

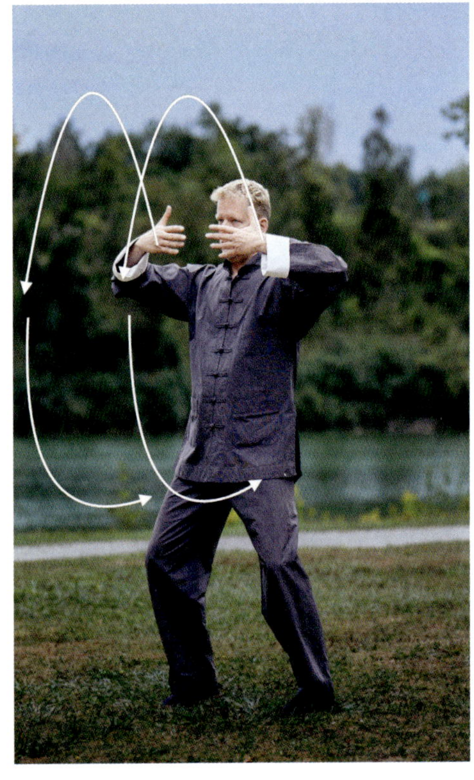

So wiederholen Sie die Bewegung einige Minuten lang. Lassen Sie den Atem natürlich fließen. Je mehr Sie sich von Ihrer Vorstellung in der Bewegung des Kreises oder des Riesenrades leiten lassen und nur minimale Muskelkraft einsetzen, desto gelöster werden Gelenke und Schultern. Der Motor sind Ihre Ellenbogen!
Spüren Sie dann im Stehen nach.

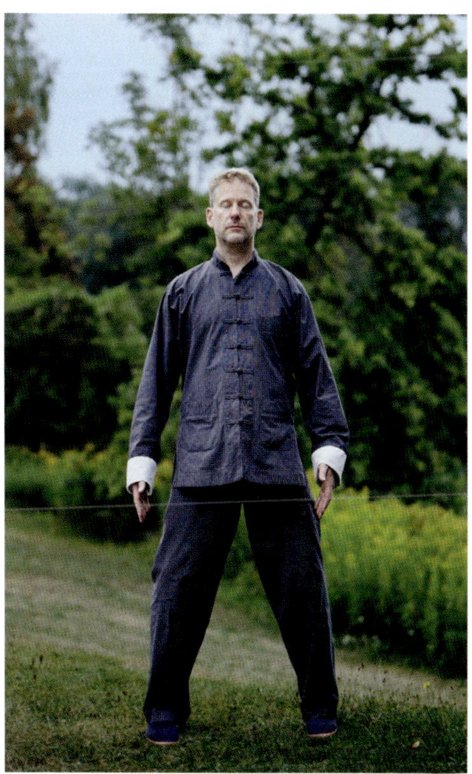

Die waagrechten Zeigefinger und die senkrechten Daumen symbolisieren kulturunabhängig ein stehendes Kreuz. Die Horizontale entspricht dem Horizont und damit der Erdoberfläche. Die Senkrechte repräsentiert die Achse zwischen Himmel und Erde. Die Horizontale steht für alles Irdische, Materiell-Substanzielle in Zeit und Raum. Die Senkrechte versinnbildlicht die geistige Achse. Der Daumen steht für den Kopf, die übrigen Finger für den Körper. Am Daumen endet die sogenannte Lungenleitbahn, am Zeigefinger beginnt die dazugehörige Dickdarmleitbahn.

ÜBUNG 11

Vertiefung der Atmung durch seitliches Aufsteigen und rückwärtiges Absteigen der Hände (im Wasserfall stehen)

Im schulterbreiten Parallelstand steht der Kopf aufrecht – wie eine Kugel am Scheitelpunkt oben an einem Faden hängend. Durch Entspannen in Nacken und Rücken und leichtes Beugen der Knie lassen Becken und Wirbelsäule los. Sie hängen dann wie Perlen an einer Schnur, die schwerste davon ist Ihr Becken.

Jetzt öffnen Sie Ihre Daumen nach außen, sodass sich der Winkel zwischen Daumen und Zeigefinger wieder maximal öffnet.

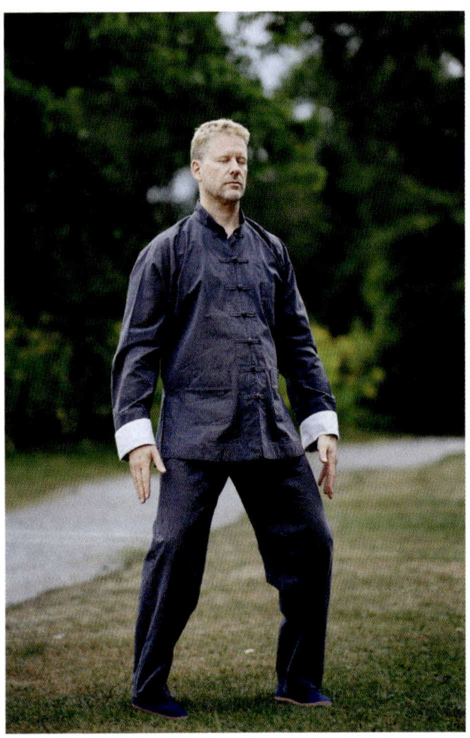

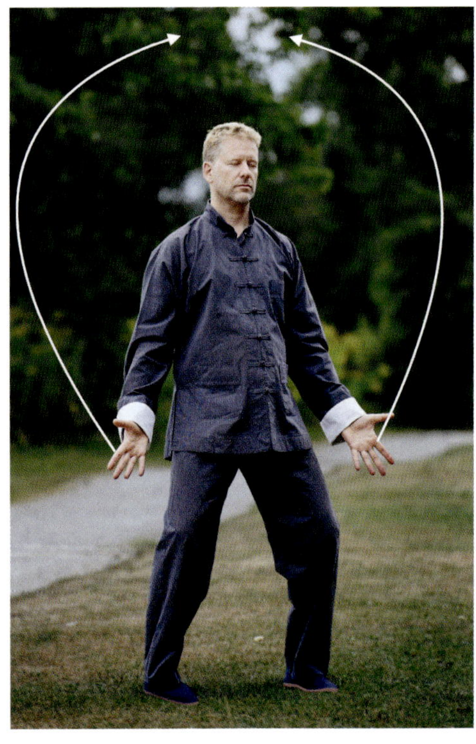

Dieses Mal sind es Ihre Zeigefinger, die wie an Fäden über die Seiten nach oben gezogen werden – bis die Hände oben vorne über der Kopfhöhe stehen.

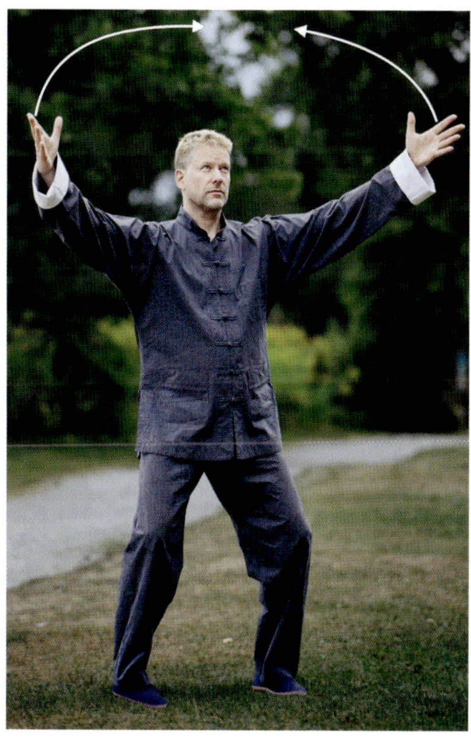

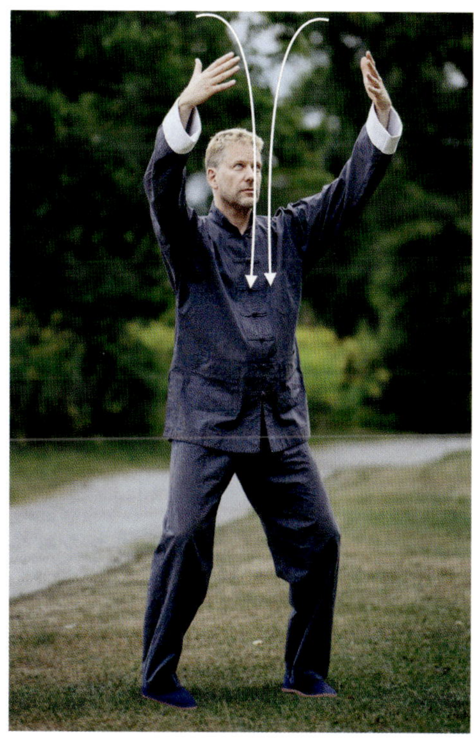

Die Zeigefinger bleiben dort oben waagrecht, die Daumen senkrecht zum Himmel gerichtet. Erinnern Sie sich an die Idee des Dehnzuges in den Fingern. Bleiben Sie geerdet, entspannen Sie Ihre Schultern und vergessen Sie nicht, den Atem fließen zu lassen.
Stellen Sie sich dort oben einen flachen Felsvorsprung vor, über den sich jetzt angenehm warmes Wasser von oben wie ein kleiner Wasserfall über Sie ergießt. Spüren Sie, wie das klare Wasser über die Haut nach unten rinnt, über den Rücken, die Seiten und vorne bis über die Füße? Dann rinnt es als Bach weiter die Felsen abwärts.

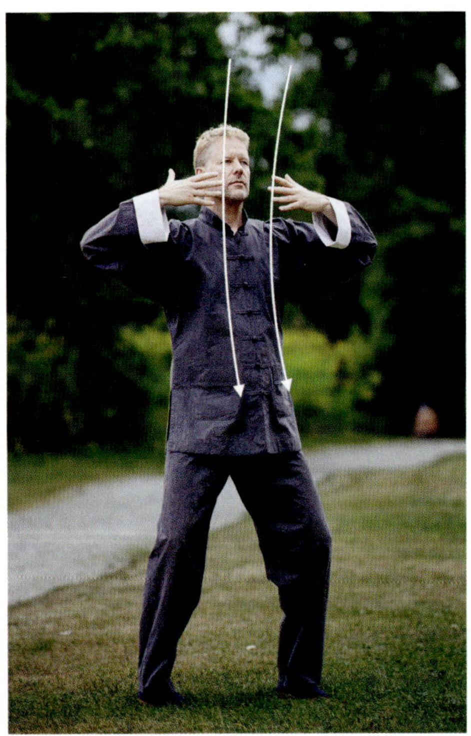

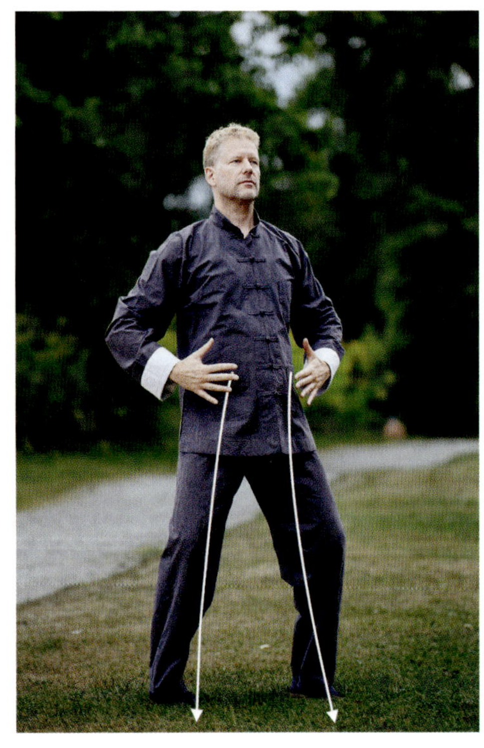

Genießen Sie den warmen Strom und spüren Sie dann – mit den senkrechten Händen seitlich am Körper – ganz langsam der Bewegung des Wassers nach, bis zu den Zehen.

Beide Handflächen öffnen sich unten erneut nach vorne und lassen sich von den Zeigefingern über die Seiten nach vorne oben ziehen.

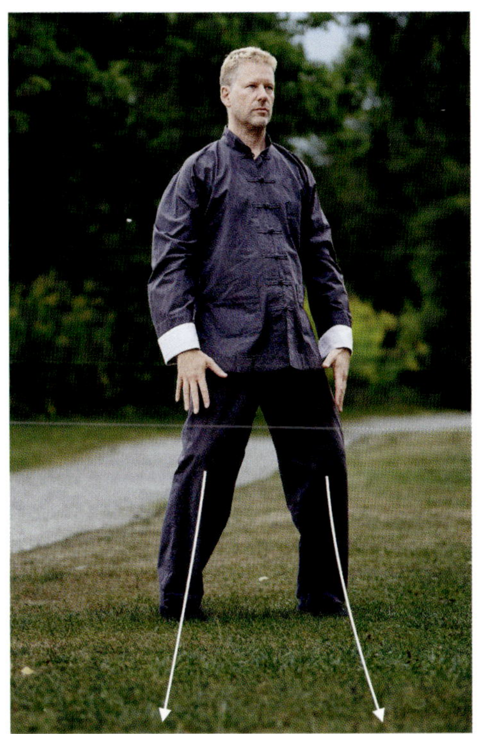

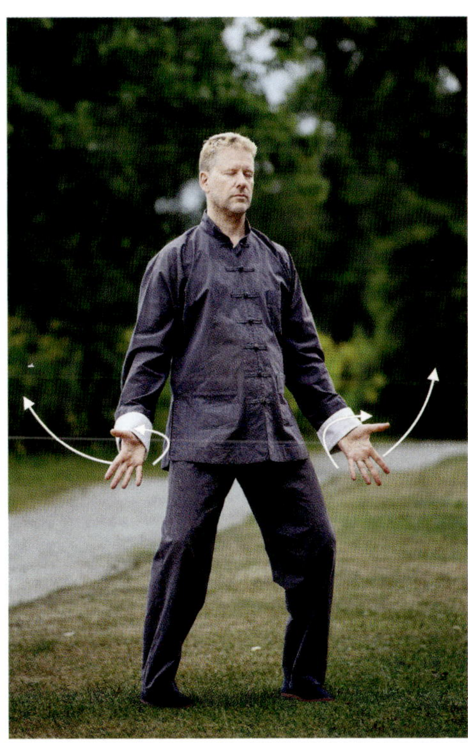

So kreisen die Hände und kommen mit dem Wasserfall vor dem Körper wieder herab bis ganz nach unten. Die Schultern bleiben so entspannt wie möglich. Bleiben Sie mit der Aufmerksamkeit eher in den geöffneten Händen und Ellenbogen. Folgen Sie der Bewegung noch langsamer und genießen Sie mit allen Sinnen: Geben Sie sich in der Bewegung dem wohligen Prickeln und Rauschen des Wassers auf Haut und Rücken hin. Genüsslich lassen Sie sich mit jedem Ausatmen etwas mehr in die Tiefe gleiten. Sie können auch die Augen leicht schließen und so der fortgesetzten Kreisbewegung der Hände hingebungsvoll mit allen Sinnen folgen. Stellen Sie sich vor, wie Sie vom angenehm warmen Quellwasser gereinigt werden. Dann lassen Sie Ihre Arme wieder seitlich hängen und spüren nach. Wie atmet Ihr Körper jetzt? Wie fühlen Sie sich nun »in Ihrer Haut«? Hat sich im Vergleich zu vorher etwas verändert?

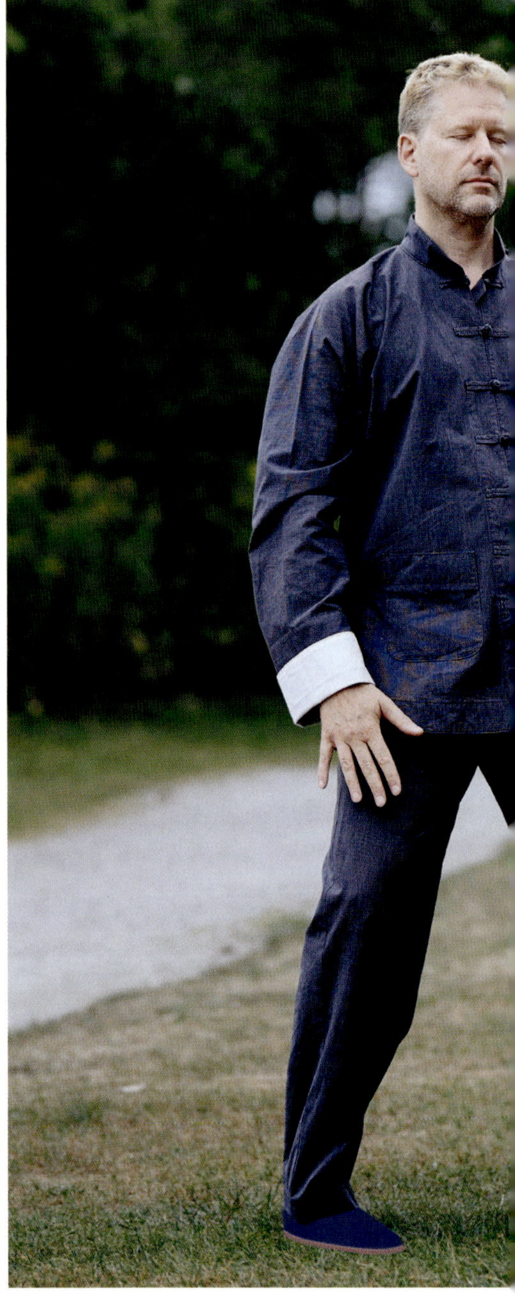

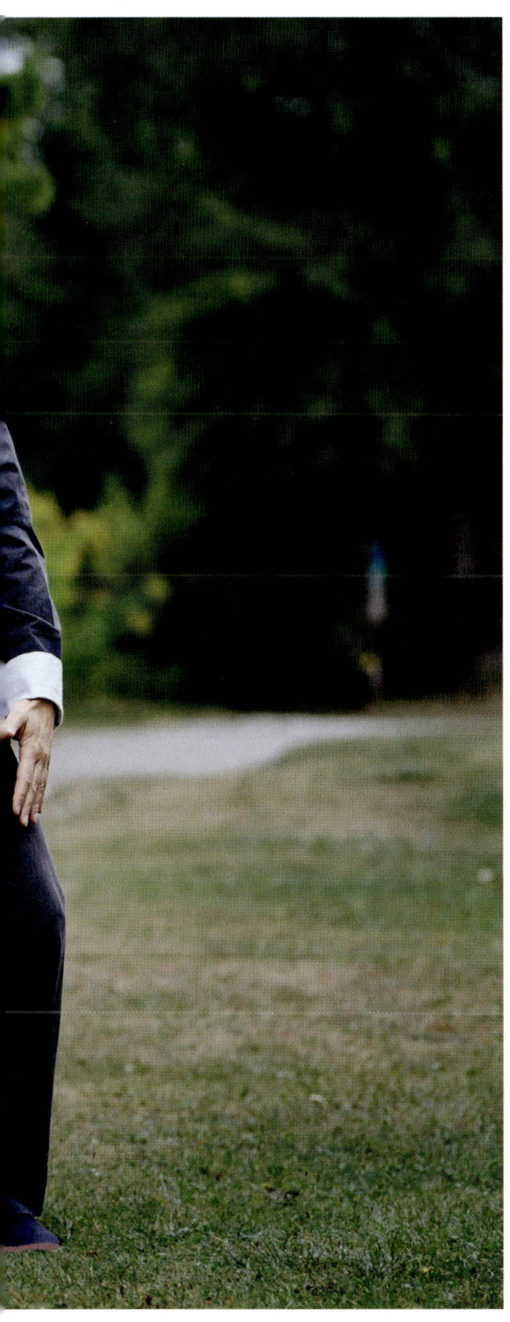

Die Wasserfall-Übung verdeutlicht unter anderem, wie die langsame und bewusste Bewegung Ihrer Hände und Ellenbogen die Atmung vertieft. Da bei Atemwegsbeschwerden beide Schultern fast immer verspannt und eher steif sind, dienen alle Übungen mit zunehmender Praxis auch der Entspannung der Schultern. Anfangs fällt es allerdings gar nicht so leicht, weil wir diese Art der Bewegung meist nicht gewohnt sind. Bei Schulterschmerzen beherzigen Sie die hier angesprochenen Tricks und beginnen gegebenenfalls mit einem wesentlich kleineren Bewegungsumfang. Bleiben Sie dennoch dran und vertrauen Sie auf die Lösungsmöglichkeiten Ihres Körpers!

Erst wenn alle hier stufenweise aufgebauten Komponenten zusammenkommen, tritt mehr und mehr Wirkung ein! Das merken Sie an zunehmender Entspannung, tieferer und leichterer Atmung und – zugegeben nach anfänglicher Müdigkeit – am Zuwachs Ihrer Energie!

ÜBUNG 12

Vertiefung der Atmung durch Ellenbogenpräsenz – Den Bogen spannen

Stellen Sie sich etwas mehr als schulterbreit mit leicht geöffneten Füßen auf und »greifen Sie sich Pfeil und Bogen vor sich von der Wand«. Die Verbindung von Vorstellung und Bewegung ist ein Teil des Geheimnisses der Qigong-Praxis. Beugen Sie die Knie leicht nach außen in Richtung Zehen und »setzen Sie sich« dadurch im Stehen.

Richten Sie nun Zeigefinger und Mittelfinger der linken Hand senkrecht nach oben. Der Daumen bildet mit den anderen beiden Fingern einen Kreis, die drei Fingerkuppen berühren sich. Die linke Handfläche wird nach außen gedreht, wobei die zwei aufgestellten Finger den Bogen darstellen, der sich seitlich vor Ihnen nach oben und unten wölbt.

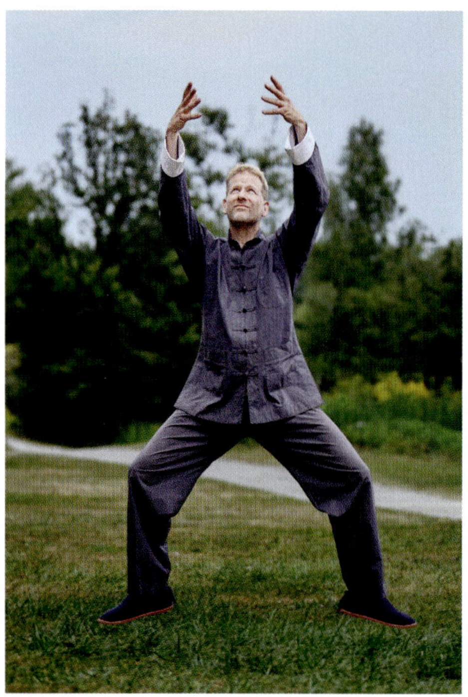

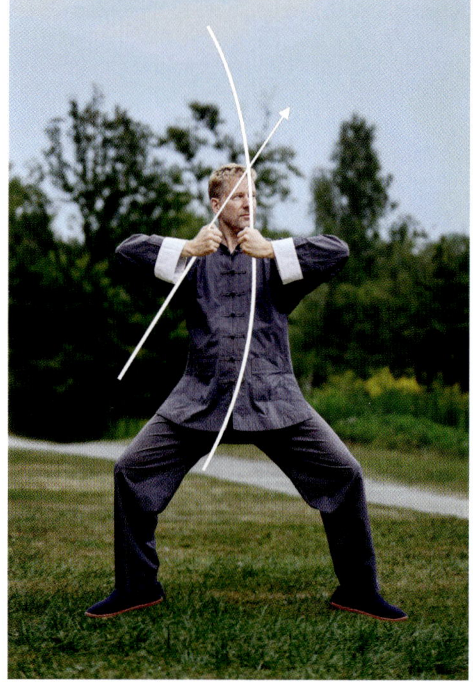

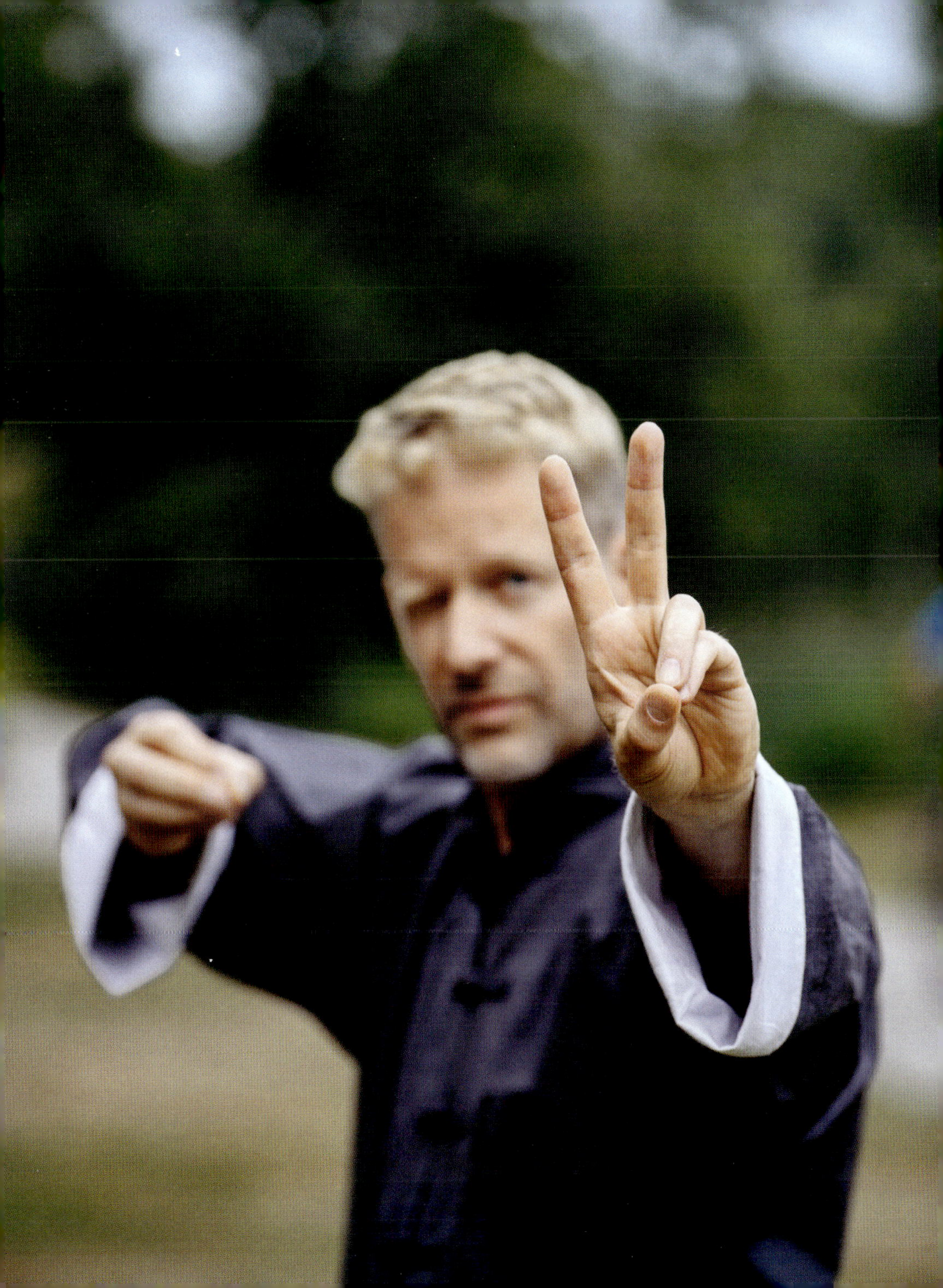

Stellen Sie sich nun die Pfeilspitze zwischen den beiden Fingern liegend vor. Die rechte Hand hält mit allen fünf Fingern den Schaft des Pfeiles in die Bogensehne eingespannt. Während die Linke wie beschrieben auf Schulterhöhe nach außen gerichtet ist, beginnt der rechte Ellenbogen das eingespannte Pfeilende nach rechts zu spannen. Dabei verlagern Sie Ihr Körpergewicht ganz auf Ihr geöffnetes rechtes Bein.

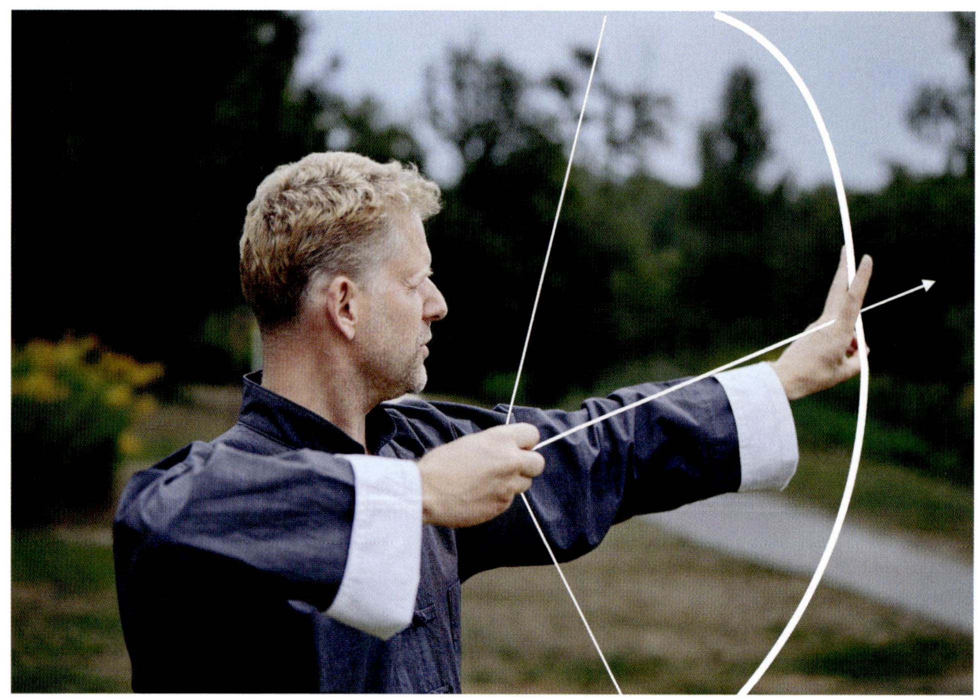

Zielen Sie nun zwischen Ihren Fingern hindurch auf eine gedachte Zielscheibe. Kommen Sie zur Ruhe und zum Höhepunkt der Spannung. Wahren Sie einen Moment der Stille!

Unvermittelt öffnen sich nun die Finger der rechten Hand und lassen den gespannten Pfeil einfach los. Bewahren Sie die Ellenbogen nach wie vor waagrecht auf Schulterhöhe und verharren Sie ein paar Augenblicke.

Dann erst lösen Sie sich aus der Haltung und kommen in die Ausgangsposition mit seitlich hängenden Armen und »abgelegtem« Bogen. Spüren Sie nach und vergleichen Sie Ihre rechte und linke Körperseite. Gibt es da einen dezenten Unterschied in der Wahrnehmung oder sind Ihre Seiten ganz symmetrisch?

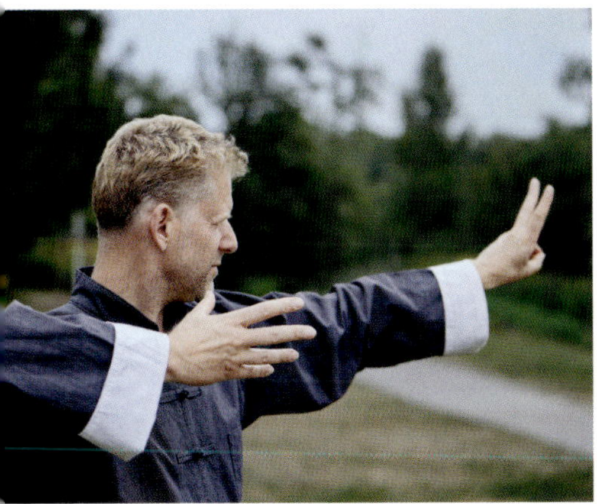

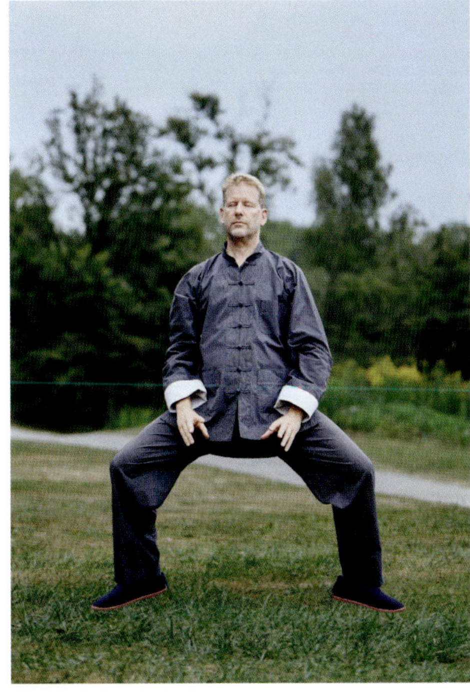

Wiederholen Sie dann den Ablauf spiegelbildlich zur anderen Seite hin. Achten Sie auf die geöffneten Knie und verlagern Sie Ihr Gewicht vollständig zur Seite wie auf den Abbildungen dargestellt.

Spüren Sie nach. Hat sich der Unterschied ausgeglichen? Wie fließt Ihre Atmung, wie fühlt sich der Körper an?

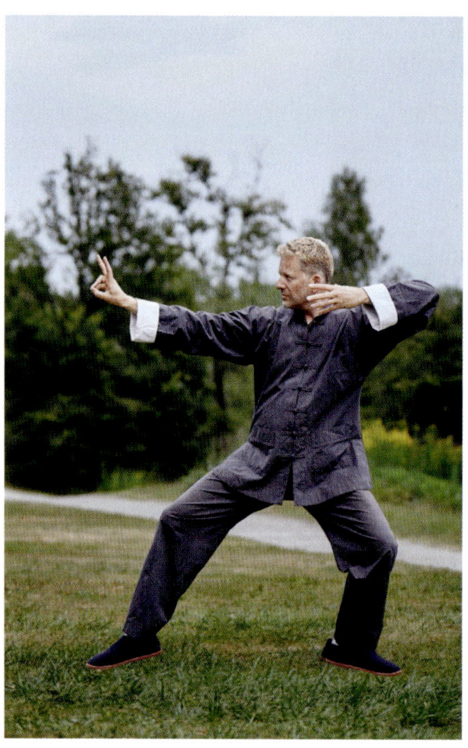

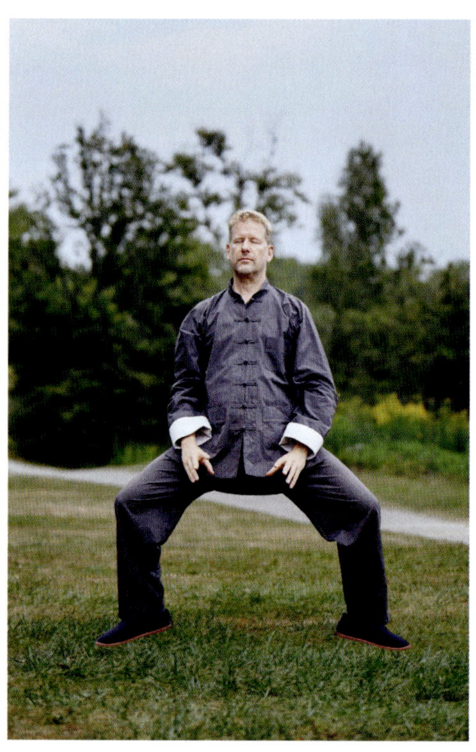

Tipp: Achten Sie darauf, dass das Spannen des Bogens in einer gedachten waagrechten Linie **vor** Ihrem Körper geschieht. Stellen Sie sich dabei vor, dass der den Pfeil spannende Ellenbogen von außen zur Seite gezogen wird. Der Ellenbogen ist es, der über den waagrechten Unterarm, den Pfeil und über dessen Spitze hinaus zum Ziel hin eine Linie bildet! Daher geht der Ellenbogen beim Spannen weder nach hinten noch nach unten aus der Linie heraus. Je entspannter Sie in den Schultern bleiben, desto deutlicher wird die Wirkung.

Zugegeben – »Den Bogen spannen« ist eine recht anspruchsvolle Qigong-Übung, die in verschiedenen Qigong-Traditionen zu finden ist. Sie zeigt, wie aktiv die vorbereitende Phase des Bogenspannens ist und wie vergleichsweise unbeteiligt wir an der Aktion des fliegenden Pfeils sind.

Als Bogenschütze üben Sie auch lange, bis Sie regelmäßig die Mitte treffen. Entscheidend ist die Haltung. Die Dehnspannung aus den geöffneten Ellenbogen löst dann automatisch eine tiefe Einatmung aus. In der Fülle tritt Stille ein, das Abschießen des Pfeiles ist nur ein schlichtes Loslassen in den Fingern. Auch Ihr Zwerchfell entspannt sich dabei. Die Ausatmung erfolgt erst einen Moment später, wenn der Pfeil längst die Zielscheibe erreicht hat. Im Nachspüren folgt dann ein reflektorischer Atem besonderer Qualität. Wirkungen können wir nur zulassen, aber nicht erzwingen. Jedes Nachschieben des Pfeils im Abflug wäre nicht zielführend.

Tipp: Sie haben sicher gemerkt, dass Sie beim Spannen automatisch eingeatmet haben? Versuchen Sie es doch mal mit dem Ausatmen! Was geschieht? Genau – die Spannung geht verloren. Denn wie gesagt ist Einatmen ein aktiver Dehnzug des Zwerchfells, und die Ausatmung ist überwiegend ein Loslassen.

Im Leben geht es immer wieder darum, die optimalen Rahmenbedingungen herzustellen, die optimale innere wie äußere Haltung zu finden und lebendige Spannung herzustellen, ohne dabei »den Bogen zu überspannen«. Mit wachsender Erfahrung treten Wirkungen dann durch einfaches Loslassen ein, ohne weiteres Wollen und Müssen. Wenn wir lernen, die Wirkmechanismen der Natur zu nutzen und ihnen zu vertrauen, werden wir unsere Ziele wie von selbst erreichen.

4 KANN ICH AUS MEINEN BESCHWERDEN ETWAS LERNEN?

Das psychosomatische Verständnis der Lunge

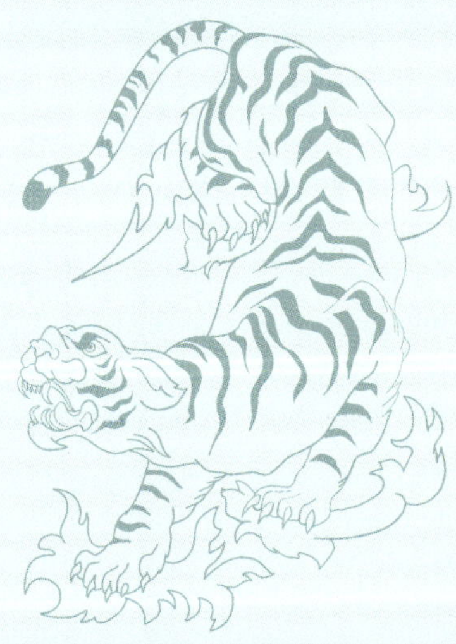

Wenn uns der Atem zum Leben fehlt, sind wir müde und erschöpft. Denn unsere Lunge stellt in jedem Moment die **Energie** dafür zur Verfügung. Sie hilft uns, tief durchzuatmen, zu regenerieren und Reserven zu bilden. Dann haben wir einen langen Atem und kommen trotz aller Hindernisse mit der Zeit doch noch ans Ziel.

Wer kurzatmig ist, ist gewissermaßen knapp bei Kasse und muss mit seinen Energien haushalten. Die alte chinesische Medizin ordnet Lunge und Dickdarm gemeinsam der **Wandlungsphase Metall** zu, was im übertragenen Sinne auch für Ge-Wichtigkeit, Gold und Silber, Geld, Wert und Werte, Reichtum, Bedeutung oder Status stehen kann.

Reichlich Luft zum Atmen zu haben bedeutet auch, Raum und Freiheit zu genießen wie ein Vogel, der seine Flügel entfaltet und sich von der nach unten drückenden Schwerkraft nicht binden lässt.

Wenn wir uns überfordert und überarbeitet haben, übermäßige Last und Verantwortung auf unseren Schultern tragen, gehen wir gebeugt und gedrückt durchs Leben. Immer wieder müssen wir Trennungen und Verluste hinnehmen, die uns den Atem rauben können. In Schmerz und Traurigkeit drohen wir in Depression zu verfallen. Dann gilt es, einerseits die Vergangenheit mit ihren Erfahrungen und Lernprozessen wertzuschätzen. Andererseits müssen wir loslassen lernen, das heißt trauern lernen, Verantwortlichkeiten abgeben, auf materielle Werte verzichten, uns entspannen und zu uns selbst finden.

Hierfür brauchen wir Zeit und einen bestimmten Rhythmus zwischen Herausforderung und Erholung, zwischen Ein- und Ausatmen, zwischen der Ausrichtung nach außen und nach innen. Dann kann sich das Leben selbst neu strukturieren und ordnen. Dadurch dass die Bäume im Herbst ihre Blätter verlieren und ihre Säfte im Inneren sammeln, kann im nächsten Frühjahr alles neu werden.

Wenn uns Atemwegsinfekte oder andere Erkrankungen zu Ruhe und Rück-

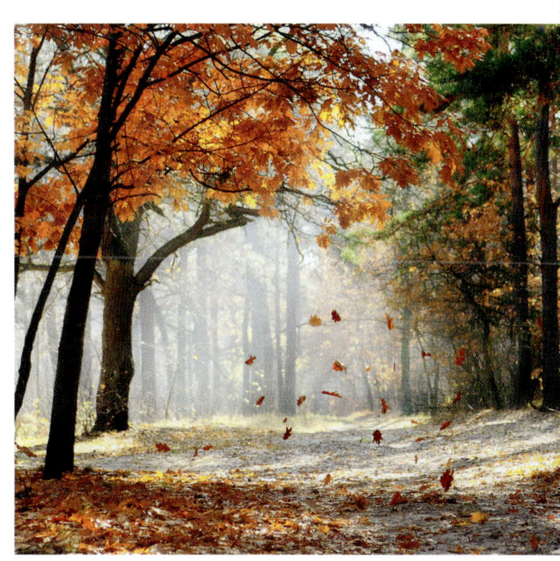

zug zwingen, sollten wir dem nachgeben – ohne Angst, deshalb zu versagen oder zu viel zu verlieren. Statt es als negativ zu bewerten, können wir die Auszeit annehmen, uns besinnen, erkennen, was uns im Leben wichtig ist und wovon wir uns längst trennen sollten. Manchmal fallen wir dabei in ein Loch voller Leere. Doch statt uns verzweifelt dagegen zu wehren, sind wir eingeladen zu innerer Einkehr, Entspannung, viel Schlaf, zu Meditation und Qigong.

Nach der chinesischen Medizin besteht eine wesentliche Lungenfunktion auch darin, Körperbewusstsein zu entwickeln und sich selbst mehr im Zusammenhang des Ganzen wahrzunehmen und zu verstehen. Die Lunge ist wie ein Baum, der auf dem Kopf steht. Er hat seine Wurzeln im Himmel und senkt sich von oben tief in unseren Körper und versorgt jeden Teil mit dem großen Qi des Kosmos. Über den Atem kommunizieren wir mit dem Geist des Himmels und können Erkenntnis und Inspiration erfahren. Unser Einatem ist wie ein Ausatmen des Himmels in uns hinein.

Es gibt eine alte chinesische Geschichte, die die beschriebenen Zusammenhänge sehr anschaulich macht. Ich habe sie vor Jahren gehört und möchte sie an dieser Stelle frei nacherzählen.

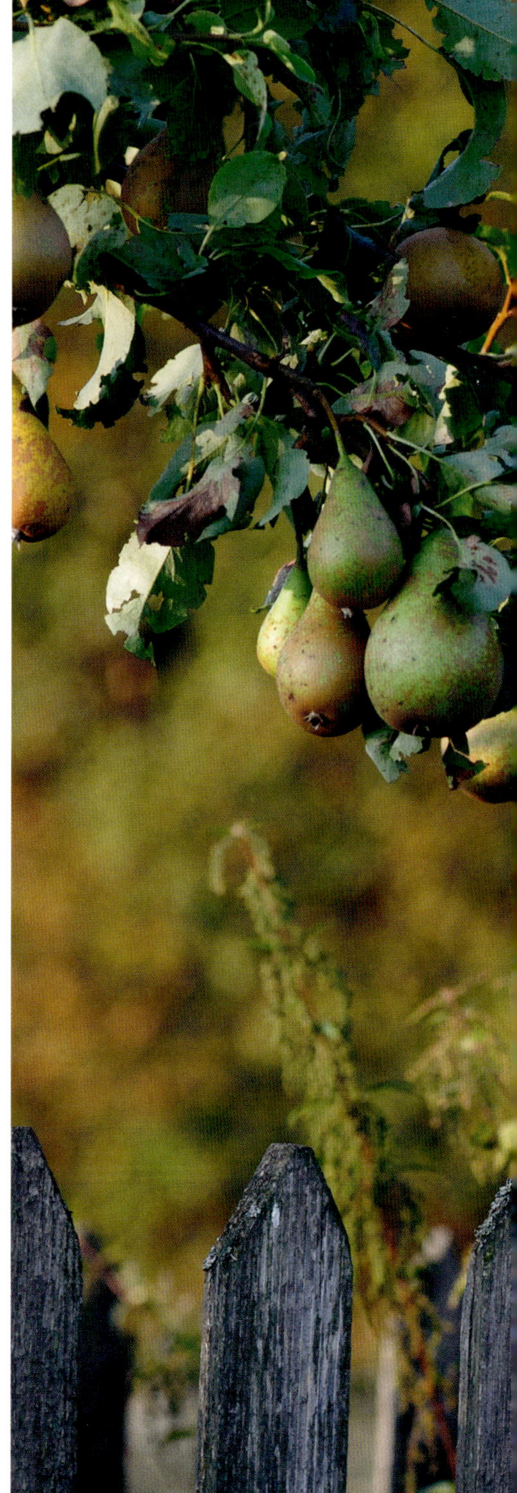

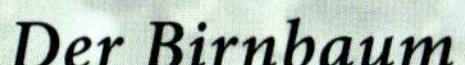

Der Birnbaum

Im Westen Chinas lebte ein kleiner Junge mit seinen Eltern. Oft saß er mit seiner Mutter im Garten unter ihrem Lieblingsbaum, einem Birnbaum. Dann erzählte sie ihm alte Geschichten und Legenden. Doch eines Tages erkrankte seine Mutter schwer. Als sie schließlich starb, blieb er allein mit seinem Vater zurück. Es waren schwere Zeiten, und sein Vater hatte alle Mühe, Arbeit zu finden. In seiner Trauer bekam der Junge eine Lungenkrankheit und hustete in einem fort. Oft plagte ihn Atemnot. So saß er auf dem Bänkchen unter dem Birnbaum und dachte an seine Mutter. Doch er war tapfer und weinte nie.

Eines Tages im Herbst kam sein Vater erschöpft nach Hause und klagte, dass er wieder keine Arbeit bekommen habe. Das Geld gehe zur Neige, und sie bräuchten dringend Brennholz für den Winter. Er drückte seinem Sohn eine frisch geschliffene Axt in die Hand und befahl ihm, den Birnbaum im Garten zu fällen und zu Brennholz zu zerhacken.

Als der Junge die Klinge in den Baumstamm trieb, kamen ihm die Tränen in solcher Fülle, dass er sie einfach laufen ließ. Doch unter Aufbietung all seiner Kräfte fällte er den Baum und konnte nicht mehr aufhören zu weinen. So saß er neben dem gefällten Baum, und weil er Hunger hatte, begann er nach und nach die Birnen zu essen, denn der Baum hing gerade voller Birnen. Während er das Holz in Scheite spaltete, aß er im Laufe der Tage und Wochen alle Birnen auf. Der Winter wurde eisig kalt, und sie brauchten tatsächlich eine Menge Brennholz.

Doch als der Frühling kam, ließ die Trauer nach, und der Junge war wie durch ein Wunder von seiner Lungenkrankheit geheilt. Er konnte in der Stadt Arbeit finden und nicht nur den Lebensunterhalt für sich und seinen Vater verdienen, sondern sogar ein kleines Vermögen ersparen. Nach einigen Jahren fand er eine wunderschöne Frau, die er heiratete und mit der er sieben Kinder bekam.

Diese Geschichte verdeutlicht die häufige Beobachtung, dass Menschen nach schweren Verlusten und in tiefer Trauer gar nicht selten Lungenkrankheiten bekommen. Meist beginnt es mit einem Atemwegsinfekt, der in chronische Bronchitis oder Bronchialasthma übergehen kann. Die Beklemmung in der Brust beengt die Atmung, Schultern und Zwerchfell verkrampfen sich vor lauter Husten und Atemnot.

Die chinesische Medizin weiß um diese Zusammenhänge zwischen äußeren Ereignissen, emotionalen und körperlichen Reaktionen. Der chinesische Arzt kann eine körperliche Krankheit niemals von Lebensumständen, Gedanken und Gefühlen eines Menschen losgelöst sehen. Die verschiedenen Ebenen unseres Seins und Erlebens sind natürlich wechselseitig miteinander verbunden. Der Atem und die **natürliche Lebensenergie Qi** durchströmen und verbinden im Inneren alle Organe und Funktionen.

Trauer, Traurigkeit und Depression beeinträchtigen die lebenswichtige Atem- und Lungenfunktion, wodurch alle Körperfunktionen in Mitleidenschaft gezogen werden. Und umgekehrt beeinträchtigt eine verminderte körperliche Lungenfunktion auch unsere Psyche. Statt neue Energiereserven zu bilden, erschöpft sich der Körper immer schneller.

Wollen wir unsere Gefühle und besonders Trauer unterdrücken, so halten wir unbewusst den Atem an oder atmen sehr flach. So spüren wir den Schmerz erst mal weniger, verhindern aber auch dessen Lösung im Körper. Darf wirklich getrauert werden, so löst Weinen und Schluchzen nach und nach die Verkrampfung. Atem und Energiefluss werden aktiviert, die Erinnerung darf noch einmal geweckt werden, um zu lernen und wertvolle Erfahrungen zu speichern. Vor dem Loslassen müssen wir uns erst den Tatsachen stellen und ehrlich und realistisch Bilanz ziehen. Durch das Anerkennen und Wertschätzen des Gewesenen können die Vergangenheit und die damit verbundenen Gefühle und Gedanken auch endlich losgelassen werden. Nach dem Tod einer nahestehenden Person kann dies drei Jahre und länger dauern. Doch irgendwann kehrt der Betroffene wieder ganz in die Gegenwart zurück. Mit erneuerter Kraft kann das eigene Leben weitergehen.

Neben der Verbindung von Trauer und Lungenfunktion weist diese Geschichte auch auf die Bedeutung der **Birne** als Nahrungs- und Heilmittel für die Lunge hin. Das weiße Fleisch der süßen Birne nährt und befeuchtet die Haut und besonders die Schleimhäute unserer Atemwege. Das ist so wichtig, da Trockenheit für das zarte Lungenorgan äußerst schädlich ist. Die Körpersäfte dicken ein, und statt den Gasaustausch an der großen Lungenoberfläche zu ermöglichen, bildet sich dicker, zäher Schleim. Birnen wie auch Birnensaft oder -kompott helfen, diesen Schleim wieder zu verflüssigen, um ihn dann besser abhusten zu können. Im nächsten Kapitel finden Sie mehr dazu.

Atme
die Zukunft ein,
atme
die Vergangenheit
aus.

Einführung in die Meditation

Wenn wir die oben beschriebenen Zusammenhänge beherzigen, sind wir vielleicht auch bereit, uns im Alltag mehr auf das Wesentliche zu fokussieren und unser Leben zu entschleunigen. Lunge und Atmung sind das entscheidende Werkzeug, über das wir unseren inneren Rhythmus wahrnehmen und verlangsamen können.

Wie erwähnt, steht der Zeigefinger mit der sogenannten Dickdarmleitbahn in Verbindung und bildet mit der Lungenleitbahn des Daumens in gewisser Weise ein Paar.

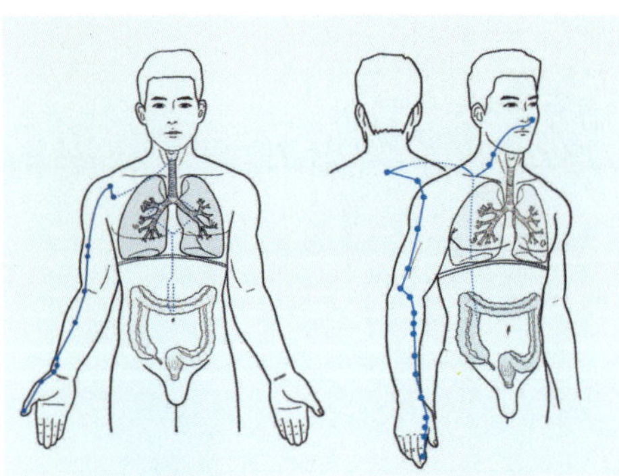

Lungen- und Dickdarmmeridian

Nach den fünf Wandlungsphasen entspricht die Phase von Lunge und Dickdarm dem Metall. Metall ist dicht und schwer und sinkt nach unten zur Erde.

Im Wasserkreislauf entspricht die Phase des fallenden Wassers in seiner Abwärtsbewegung der relativen Qualität des Metalls: dem Sinkenlassen, dem Loslassen, dem Wertschätzen des Wesentlichen und dem Loslassen des Überflüssigen – also Sammlung und Zu-sich-Kommen einerseits und Reinigung von Belastendem andererseits. So leuchtet auch ein, warum Meditation als innere Einkehr und Loslassen alles Unwesentlichen auch Lunge und Atmung stärken kann.

Auch in der Meditation werden Daumen und Zeigefinger häufig zu einem Kreis verbunden und so die Hände auf die Oberschenkel gelegt.

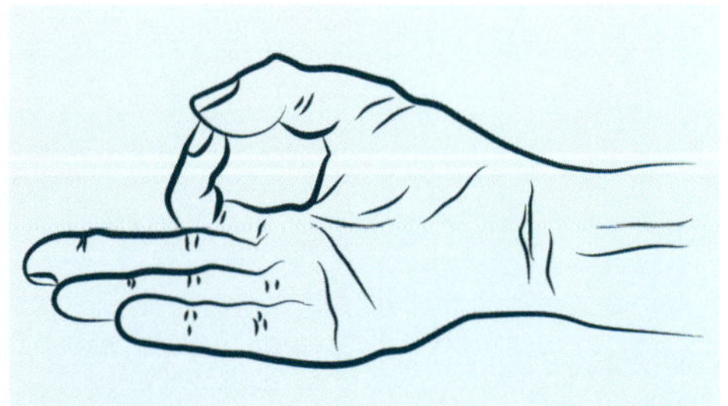

Gyan-Mudra

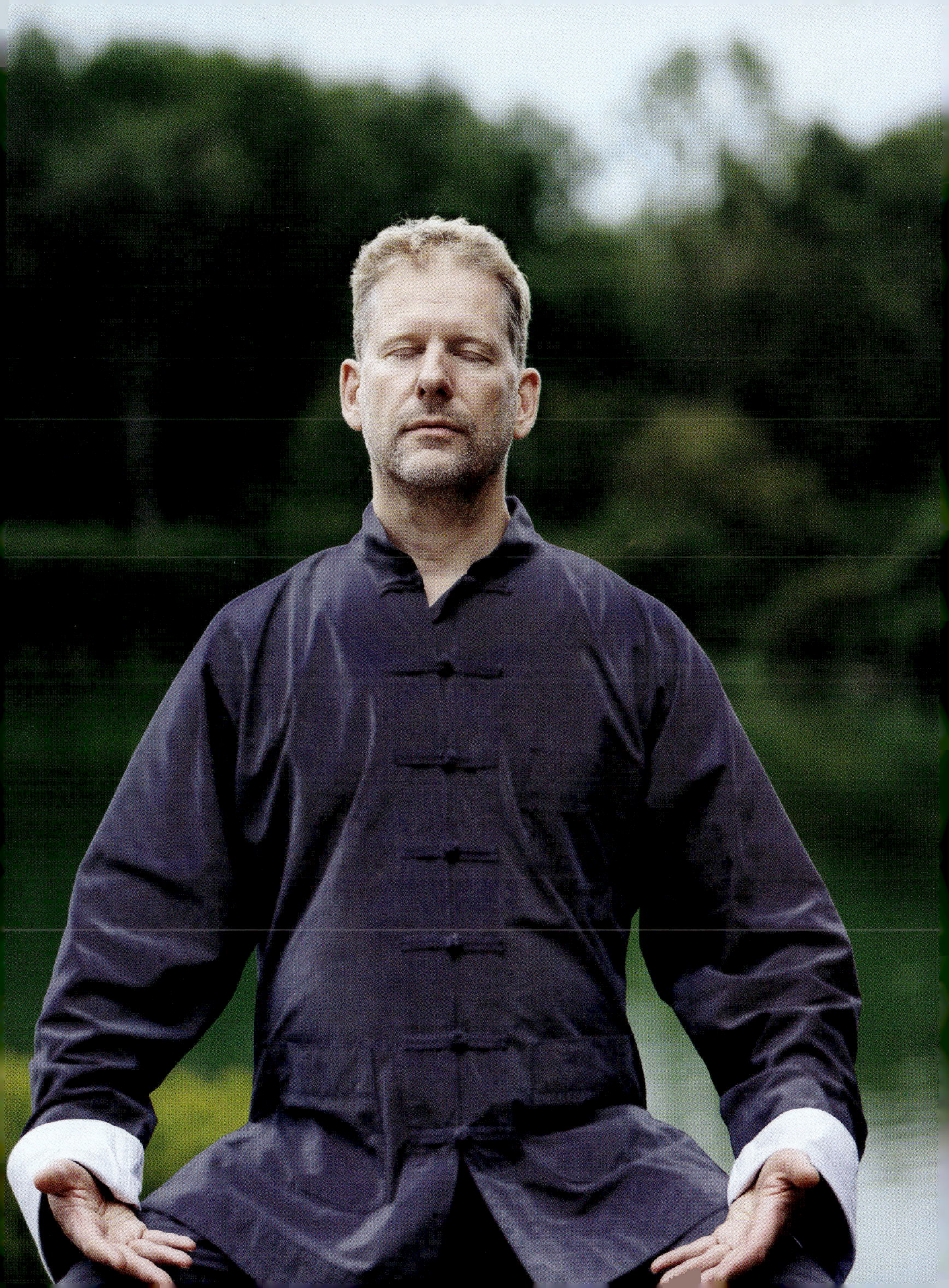

ÜBUNG 13

Vertiefung der Atmung durch Sitz-Meditation

Vorbereitung:

- Stuhl oder Hocker ohne Lehne mit weichem Kissen oder Sitzkissen
- eine brennende Kerze davorstellen
- möglichst einen Wecker mit angenehmem Signal auf anfangs ca. 10–15 Minuten einstellen
- als Vorbereitung für die Meditation eignen sich besonders die Erdungsübung, Gesichtsmassage und die Wechselatmung
- sollte die Nasenatmung behindert sein, nutzen Sie gerne ein Nasenspray auf Salz- bzw. Solebasis

Es kann nicht genügend betont werden, dass die aufrechte Haltung auch für alle Übungen im Sitzen und jede Meditation von entscheidender Bedeutung ist.

Sowohl auf dem Hocker als auch dem Sitzkissen sollten die Knie tiefer sein als die Leisten. Bei einem Stuhl rutschen Sie so weit vor, dass Sie die Lehne nicht berühren. Legen Sie eine Handfläche vorne unter den Bauchnabel und die andere auf gleicher Höhe mit dem Handrücken auf die untere Wirbelsäule. Richten Sie Ihr Becken von hinten aus dem Rundrücken nach vorne rollend optimal auf, bis Sie zu maximaler Größe aufgerichtet sind.

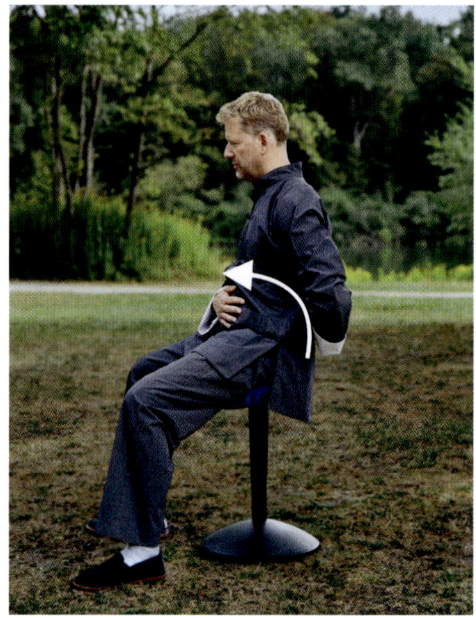

An diesem höchsten Punkt ist die Aufrichtung fast ein wenig überspannt. Deshalb lassen Sie – mit der Vorstellung des Fadens am Scheitelpunkt – nun in einer zweiten Phase **von oben nach unten** los. Lassen Sie Ihre Wirbel wie Glieder einen hängenden Perlenkette aushängen. Dabei lassen Sie den hinteren Teil Ihres Beckens etwas nach unten fallen.

So wird die Lendenwirbelsäule länger und der Rücken kann sich von oben bis unten entspannen. Kopf und Oberkörper bleiben natürlich aufrecht – ohne mehr Anspannung zu erzeugen. Nehmen Sie den Kontakt des Beckens zur Sitzfläche im Ein- und Ausatmen bewusst wahr.

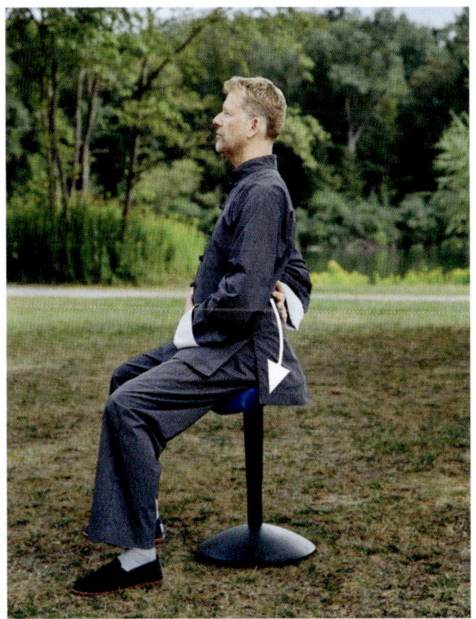

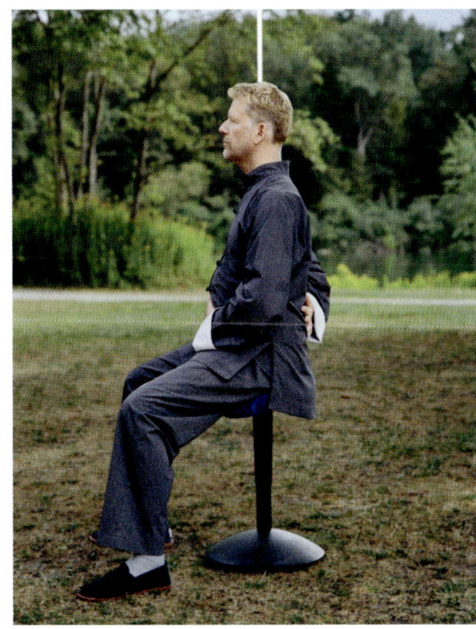

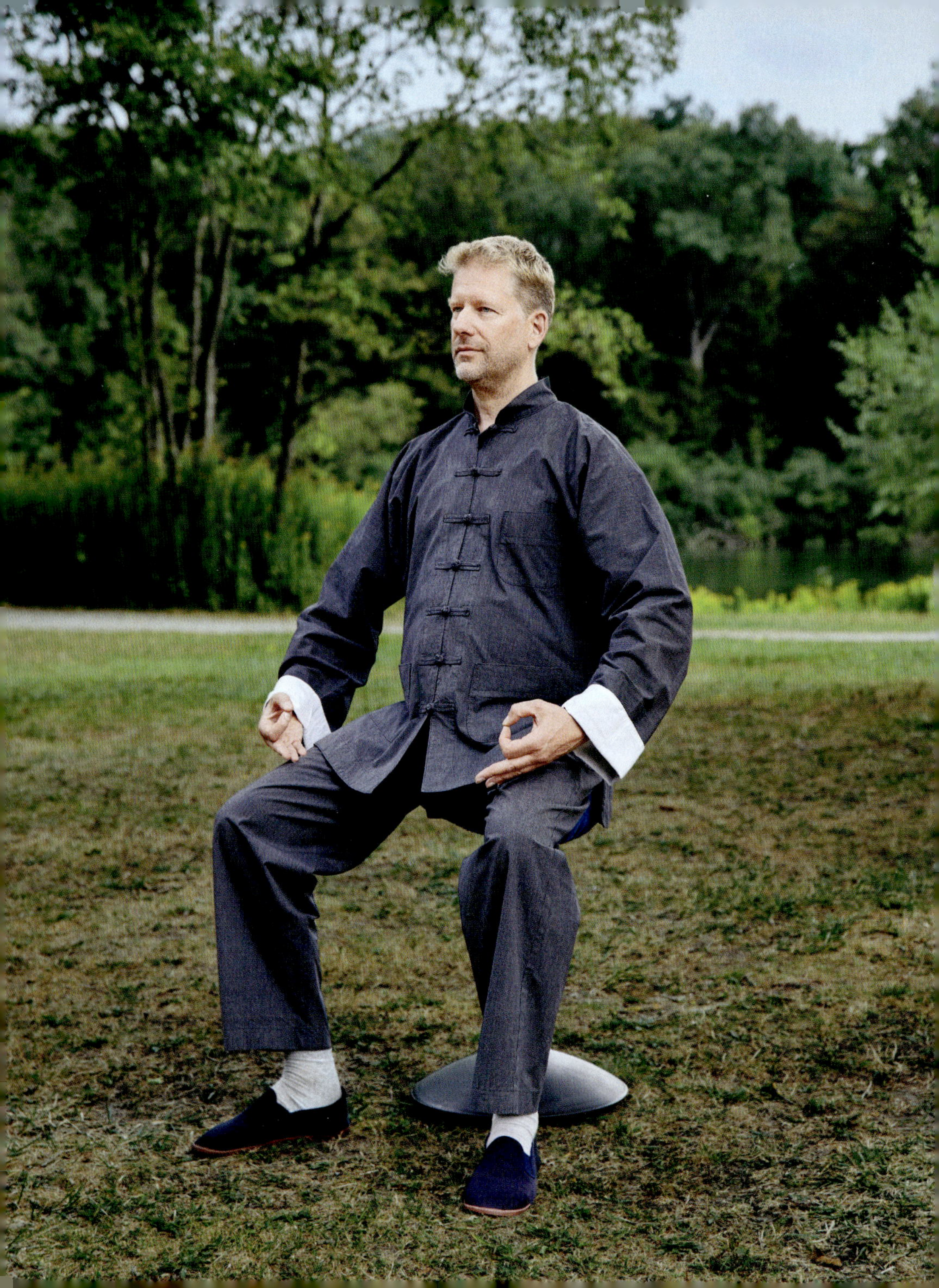

Schließen Sie Daumen- und Zeigefingerkuppen zu einem Kreis und legen Sie die Hände mit den Handflächen nach oben auf die Oberschenkel. Öffnen Sie die Ellenbogen deutlich zu den Seiten, sodass die Arme einen Kreis bilden. Lassen Sie sich dabei in den Schultern los!

In dieser dynamisch-entspannten, aufrechten Haltung können Sie die Augen halb schließen und entspannt in die Kerzenflamme vor sich schauen. Der Verstand bleibt nun leichter im Augenblick fokussiert, ohne mit den Gedanken davonzuschweifen oder einzuschlafen.
Nehmen Sie die Kühle des Einatems entlang der Nasenscheidewand wahr. Stellen Sie sich vor, wie sich diese Kühle im Stirnbereich ausbreitet. Merken Sie, wie warm der Ausatem die Nasenscheidewand entlang bis zur Nasenspitze strömt? Folgen Sie dem Kommen und Gehen des Atems durch die Nase. Stellen Sie sich vor, Sie sitzen am Strand und lauschen dem Kommen und Gehen der Wellen. Bleiben Sie aufrecht und wach und aufmerksam, ohne etwas tun zu müssen. Genießen Sie, einfach nur zu sein, nach dem Motto: »Ich spüre mich, also bin ich!«

Nach etwa 10 bis 15 Minuten der Stille, des Atmens und Aufrechtsitzens beenden Sie mit dem Klang des Weckers allmählich Ihre Meditation, schlucken und atmen dreimal tief durch. Gähnen und rekeln Sie sich wohlig, schütteln Sie Arme und Beine aus. Ideal wäre, nach der Sitzmeditation noch eine Qigong-Übung Ihrer Wahl anzuschließen!

Wenn Sie öfter in der aufrechten Haltung meditieren, kann Ihnen nach anfänglicher Müdigkeit sehr viel Energie zuströmen. Deshalb sollten Sie nicht zu lange, aber am besten regelmäßig zu einer bestimmten Tageszeit meditieren. Anschließende Bewegung verhindert einen Energiestau.

Die nun folgende Meditation über die weiße Lilie kann in Ihre Meditation integriert werden und bringt den Fokus besonders in die Öffnung des Lungenbereiches.

ÜBUNG 14

Vertiefung der Atmung durch Meditation über die weiße Lilie

Sie sitzen – vom Faden am Scheitelpunkt gehalten – aufrecht auf einem Stuhl, Hocker oder Sitzkissen. Legen Sie eine Hand hinten auf Ihr Kreuzbein und die andere vorne auf Ihr Brustbein. Schließen Sie die Augen und achten Sie auf die Bewegung der Atmung zwischen beiden Händen.

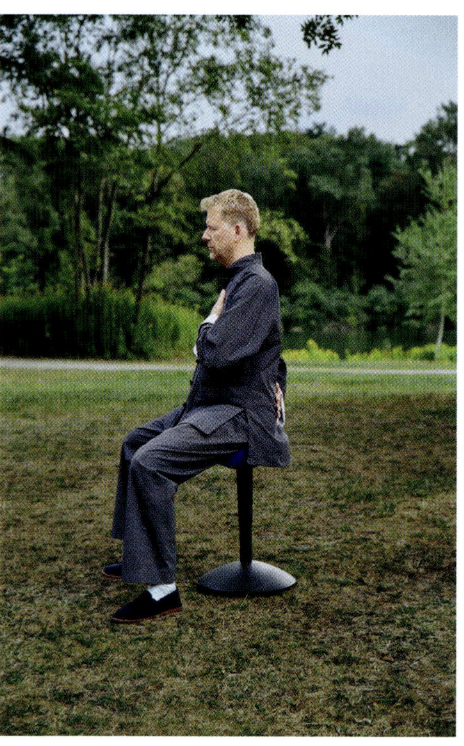

Dann nehmen Sie wieder die Meditationshaltung ein. Verbinden Sie sich mit Ihrer Basis auf der Sitzfläche, als ob Sie auch hier Wurzeln schlagen wollten.
Stellen Sie sich nun inmitten Ihrer Brust die Knospe einer weißen Lilie vor. Während Sie weiterhin spüren, wie sich das Brustbein mit der Atmung leicht hebt und senkt, stellen Sie sich als inneres Bild vor, wie sich die Knospe von innen nach vorne oben zur Sonne hin öffnet. Dadurch richtet sich das Brustbein auch körperlich leicht nach vorne oben auf. Lassen Sie bei dieser Öffnungsbewegung die Schulterblätter hinten ganz entspannt. Nehmen Sie wahr, wie sich Ihre gesamte Körperhaltung verändert. Lassen Sie die größer werdende Blüte noch weiter zum Licht wachsen.

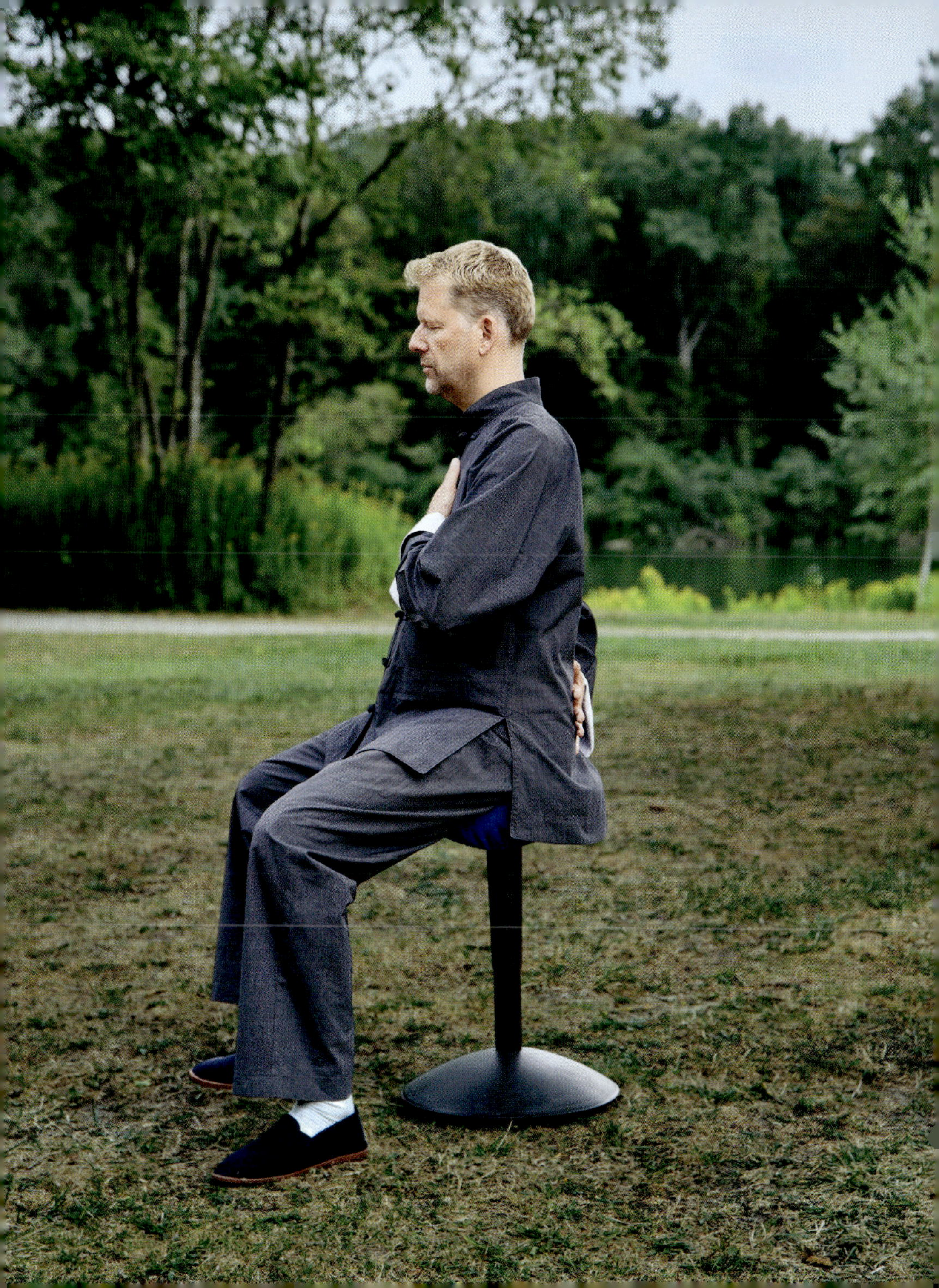

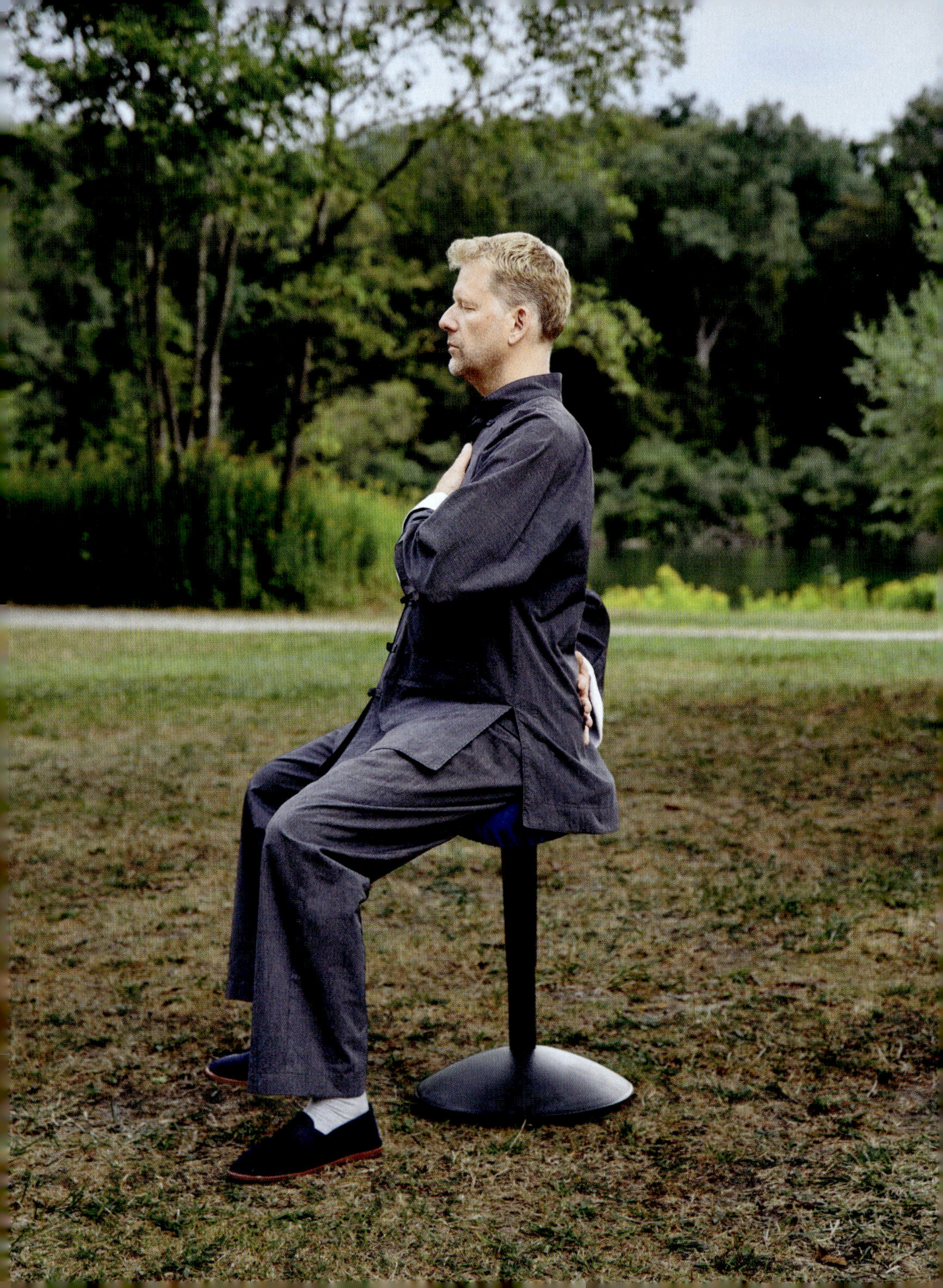

Nach einer Weile richtet sich die nach vorne entfaltete Blüte in Ihrem Brustkorb senkrecht nach oben auf. Irgendwann berühren die hinteren Blütenblätter die Innenseite Ihrer Schulterblätter, und der geöffnete Blütenkelch weist inmitten der Brust senkrecht nach oben. Genießen Sie die sanfte Aufrichtung, ohne mit Kraft nachzuhelfen! Bleiben Sie einige Minuten in dieser Verfassung.
Dann dehnen und rekeln Sie sich genüsslich und versuchen den neu gewonnenen Zustand in Ihren Alltag mitzunehmen.

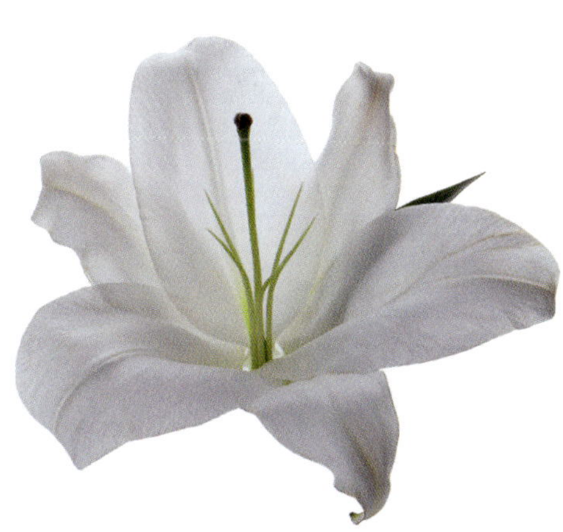

Beidseitige Schulterverspannung ist ein häufiges Problem bei gestörter Atemfunktion. Oft stehen die Schultern zu weit vorne, weil wir bei sitzender Tätigkeit und im Alltag das Brustbein einsinken lassen. Die Schultern nach hinten zu reißen würde nur zu neuen Verspannungen zwischen den Schulterblättern führen. Die Erinnerung an die Öffnung der weißen Lilie im Alltag hingegen hebt natürlich das Brustbein und lässt die Schultern dann ganz von selbst nach hinten »herunterfallen«.

In der chinesischen Medizin steht die Farbe Weiß übrigens für Reinheit und Klarheit. Unklarheiten in jeglicher Hinsicht aufzulösen ist eine wesentliche Aufgabe von Lunge und Dickdarm. Auch der Weiße Tiger gilt als Symbol hierfür.

Bestimmte Unterarten der weißen Lilie kommen übrigens zur Klärung der Lunge in chinesischen Arzneirezepturen zum Einsatz. Während Sie sich komplexe Arzneirezepturen besser von einem Fachmann individuell verschreiben lassen, können Sie bei Atemwegserkrankungen auch eine Vielzahl von Hausmitteln anwenden.

5
WAS KANN ICH ÜBER DIE ÜBUNGEN HINAUS TUN?

Hausmittel und Ernährung bei Lungenproblemen und Infekten

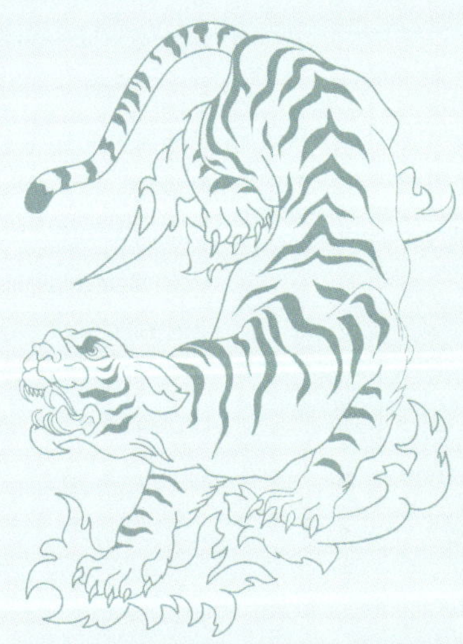

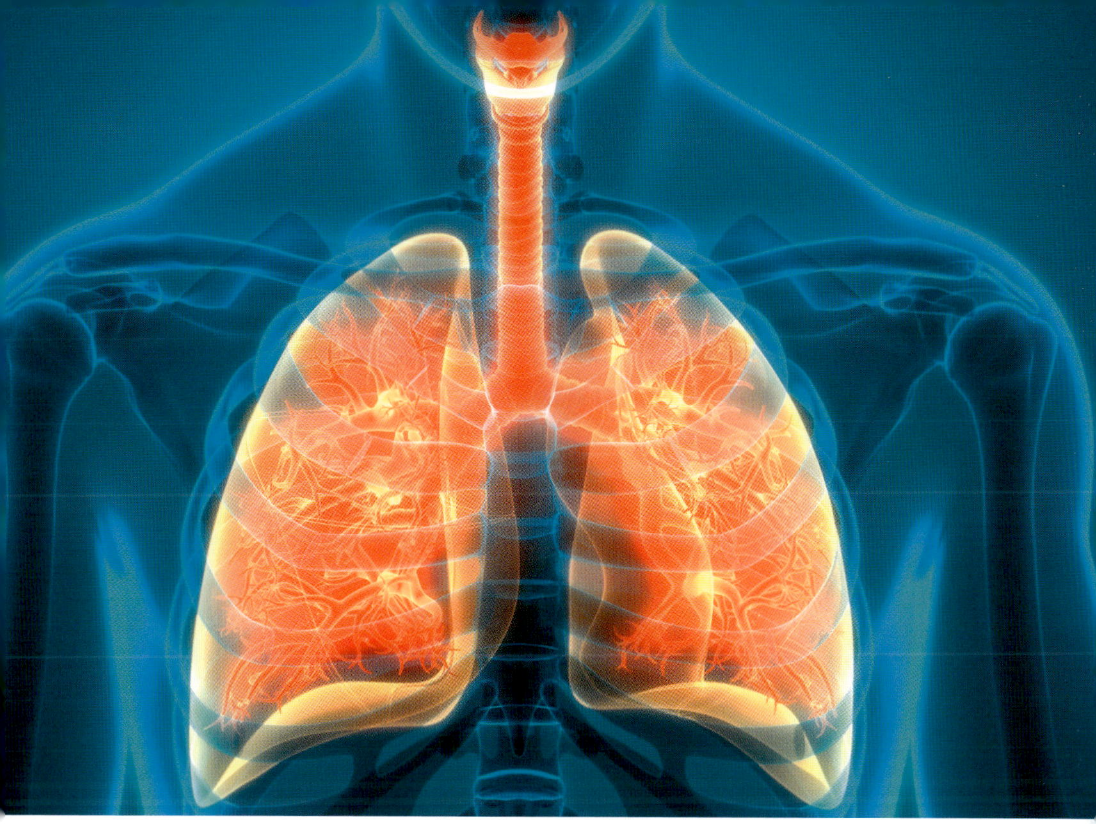

Sowohl bei Atemwegsinfekten von der Sinusitis bis zu Bronchitis oder Lungenentzündung gibt es zahlreiche effektive Hausmittel, ergänzend zur Behandlung durch einen Arzt oder Therapeuten.

Auch bei chronischen Lungenerkrankungen wie Asthma bronchiale, Chronisch-Obstruktiver Lungenerkrankung COPD oder sogar Lungenemphysem oder -fibrose ist die Frage, welche Maßnahmen in welcher Situation geeignet sind.

Die Integration ostasiatischer Ansätze ist bei dieser Entscheidung äußerst hilfreich. Es gilt, Trockenheit in den Atemwegen zu befeuchten, Schleim zu lösen, Husten und Atemnot zu lindern. Hier ist die Frage entscheidend, ob eher Kälte oder Hitze, Trockenheit oder feuchter Schleim, Verkrampfungen oder Erschöpfung die Funktion von Atemwegen und Abwehrkräften blockieren. Die Nennung von Präparate-Namen wird hier vermieden, aber Sie finden sicher das Passende in Drogeriemarkt oder Apotheke.

Physikalische Anwendungen

Bei allen akuten wie chronischen Atemwegsproblemen, einschließlich Sinusitis, steht an erster Stelle das **Inhalieren** von Wasserdampf mit Topf und Handtuch für etwa 10 Minuten ein bis zweimal täglich, entweder nur mit einem Teelöffel Salz oder 1–2 Tropfen ätherischem Öl (Pfefferminze, Lavendel, einer Messerspitze Bronchialbalsam, sofern Sie es vertragen).

Auch das **Einreiben** von Bronchialbalsam mit ätherischen Ölen auf Brust und oberem Rücken leistet gute Dienste. Ein Reflex zwischen diesen Hautzonen und den Bronchialschleimhäuten aktiviert die Durchblutung und Sekretion von Flüssigkeiten zur Schleimlösung.

Eine **Massage** von oberem Rücken, Schultern und Brust hat ähnliche Effekte. Therapeuten setzen neben der **Schröpfkopfmassage** auch gerne das **Gua Sha** ein (siehe Kapitel 2), eine chinesische Schabmethode zur Durchblutungsanregung. Beides kann allerdings zu leichten Blutergüssen in der Haut führen.

Insbesondere bei Kindern, aber auch bei Erwachsenen kann es bei hochfieberhaften Infekten zu Verstopfung kommen. Hier kann ein Mikroklistier aus der Apotheke oder die **kurzfristige** Einnahme eines Tees mit Rhabarberwurzel und Süßholz (im Verhältnis 4:1) die Blockade lösen. Das befreit nicht nur die **Abwärtsbewegung** des Darms, sondern auch der Lunge. Sowohl Hitze als auch Schleim können besser ausgeschieden werden (siehe Kapitel 2). Meist kommt es zu spürbarer Linderung und Entfieberung. Im Anfangsstadium einer Infektion (oder bei Kälte und Schwäche) ist **Abführen** allerdings **kontraindiziert!**

Bei Lungenentzündung besteht die Gefahr, dass schlecht durchblutete oder nicht belüftete Lungenanteile kollabieren. Wenn Sie Luftblasen mit einem **Strohhalm** in ein Gefäß mit Wasser blubbern lassen, wird die Entfaltung der Lunge unterstützt und so auch die Durchblutung gefördert.

Insbesondere bei Asthma bronchiale oder COPD gilt es, im Ausatmen den Luftstrom zu verlangsamen und den Luftdruck in den kleinen Bronchien leicht zu erhöhen, damit sie beim Ausatmen nicht zusammenfallen. Dies gelingt, wenn Sie – ähnlich der sogenannten **Lippenbremse** – über die Länge des Ausatems zwischen den Zähnen einen scharfen s-Laut leise hörbar werden lassen. Jetzt verstehen Sie vielleicht auch, weshalb dieser Laut im Qigong als besonders förderlich für die Lungenfunktion gilt.

Apropos Tönen! Um **Nase und Nebenhöhlen** zu befreien, lässt sich zu den Übungen Gesichtsmassage und Pranayama-Wechselatmung im Anschluss der Ton »Mmm« für ein paar Minuten summen. Am besten gähnen Sie erst und legen dann die Lippen locker aufeinander zum »M«, ohne die Weite von Mund und Rachen aufzugeben. Wie bei allen Übungen merken Sie die Wirkung vor allem während des Nachspürens im Körper.

Nase und Nebenhöhlen sind – inzwischen bei einem Großteil auch aller Gesunden – auffällig oft gereizt und verstopft. Nebenhöhlen und Bronchien sind aufs Engste miteinander verbunden. Außerdem sind Wetterfühligkeit, morgendliche Kopfschmerzen und Schmerzen im oberen Nacken, die beim Bücken schlimmer werden, typische Symptome. Selbst wenn die Nasengänge frei sind, sind die feinen Gänge von Stirn- und Kieferhöhlen zur Nase oft verklebt. Es versteht sich von selbst, dass nicht der Mund, sondern primär die Nase zum Atmen wie geschaffen ist. Dazu ein paar Hinweise:

Übliche, die Blutgefäße zusammenziehende **Nasensprays** dürfen maximal vier bis fünf Tage angewandt werden und nur bei starken Kopfschmerzen oder Ohrenschmerzen durch Tubenkatarrh. Zum Befreien der Nasenatmung gibt es Meersalzsprays, noch besser Salzsprays auf Solebasis, die zusätzlich lösen und befeuchten, oder Sesamölsprays zur Schleimhautpflege. Mit einer warmen **Nasendusche** mit Salzsole werden auch Pollen von einem Nasenloch durchs andere ausgespült.

Allerdings darf generell und besonders nach solchen Anwendungen nie mit großem Druck geschnäuzt werden, weil sonst die Hälfte der Sekrete nicht ausgeschieden, sondern in die Nebenhöhlen zurückgedrückt wird. Am besten halten Sie beim Schnäuzen grundsätzlich nur ein Nasenloch zu.

Cortison-Nasensprays haben ihren zeitweisen Stellenwert eigentlich nur bei mechanischer Verlegung durch verdickte Schleimhäute oder Polypen, um gegebenenfalls eine Operation zu vermeiden (nach Anwendung immer Mund und Rachen ausspülen!).

Nahrungsmittel bei Atemwegsbeschwerden

Neben den Inhalationen wirken bestimmte **Nahrungsmittel** kühlend und die **Schleimhäute befeuchtend** wie besonders Birnen, Melonen, Pfirsiche, Aprikosen – auch als fruchtfleischhaltige Saftschorle oder Kompott. Nicht nur Fieber, sondern auch ein rotes Gesicht, Schwitzen, Durst oder gelbgrüner Auswurf sind Hinweise auf starke Hitze im Körper.

Nach Großmutters Rezept kann trockener Husten zu Beginn auch durch heiße Milch mit Honig gelöst werden. Allerdings wäre es zur Verringerung der **Schleimbildung** besser, auf **Milchprodukte, Zucker** und **tierische Fette,** vor allem auch Wurst und Käse, zu verzichten.

Neben dem Meiden von bekannten **Allergenen** in der Atemluft (Pollenschutzvlies am Schlafzimmerfenster, Haare waschen vor dem Schlafengehen) empfiehlt es sich, auch bestimmte **Kreuzallergene** in der Nahrung zu vermeiden. Dazu gehören während der Allergiesaison generell Äpfel und Apfelsaft, weil die in ihnen enthaltenen Nektine Allergieverstärker sind. Außerdem gibt es eine Kreuzallergie zwischen den meisten Apfelsorten und Birkenpollen.

Scharfe Nahrungsmittel regen über einen Reflex nicht nur die Sekretion im Magen, sondern auch in den Bronchien an. Bei reichlich dünnem Schleim und einer Tendenz zu frieren wirken Zimt, Ingwer, Pfeffer, Yogi-Tee und Zwiebeln warm, scharf und lösend. Honig über Nacht in einer ausgehöhlten Zwiebel ziehen zu lassen oder Zwiebelsud mit Honig kurz aufzukochen und dann zu löffeln wirkt schleimlösend. Zwiebeln können unter anderem als Brustwickel – oder roh geschnitten und neben das Kopfende des Bettes gestellt – die Atemwege verblüffend öffnen! Der anfänglich störende Geruch wird schon nach kurzer Zeit kaum mehr als unangenehm empfunden.

Zum Lösen von Gliederschmerzen und **Fieber** gilt es, im Anfangsstadium gegebenenfalls Schwitzen auszulösen, zum Beispiel mit den genannten Mitteln oder mit Ingwer, Holunderblüten-, Brombeerblättertee und Ähnlichem.

Wenn das nicht klappt, könnten die Schleimhäute einfach zu trocken sein. Anekdotisch kann ich aus eigener Erfahrung berichten, dass sich einmal drei Tage hohes Fieber, Kopf- und Gliederschmerzen bei mir mit allen diesen Mitteln nicht lösten. Da **erhitzte** ich den schon erwähnten **Birnensaft,** trank ein großes Glas und begann nach einer halben Stunde massiv zu schwitzen. Stunden später waren alle Symptome verschwunden.

Ingwertee mit etwas Süßholz stärkt auch prophylaktisch das Immunsystem und beruhigt Magen und Übelkeit. Allerdings sollte das nicht über längere Zeit genossen werden! Bei Fieber, gelbgrünlichem Schleim und Trockenheit überwiegt Hitze. Hier verstärken heiß wirkende Nahrungsmittel die Hitze und damit die »Ent-zündung«!

Dann empfehlen sich eher **scharfe, kühlend** wirkende Nahrungsmittel wie Pfefferminze, Meerrettich, Kapuzinerkresse, Gartenkresse, Radieschen und Ähnliches.

Zur **Schleimlösung** bei Husten gibt es unzählige Präparate, die hier nicht alle aufgeführt werden können, wie Spitzwegerichsirup, Adonisröschen, Thymian, Lungenkraut, Efeu-Präparate, Myrte, Primelwurzel etc. Hustenblocker sollten nur bei Keuchhusten oder nächtlichem starkem Husten verwendet werden. Grundsätzlich muss der Schleim raus, damit die Entzündung abklingen kann!

Bei fieberhaften Infekten besteht natürlicherweise wenig Appetit. Erkrankte mögen eher Frisches oder Suppen, sollten viel trinken und eher ein paar Tage **fasten.** Zum Aufbau der Kräfte nach Infekten ist Hühnersuppe, evtl. mit chinesischen Kräutern Ihres Therapeuten, ein vielfach bewährtes Mittel.

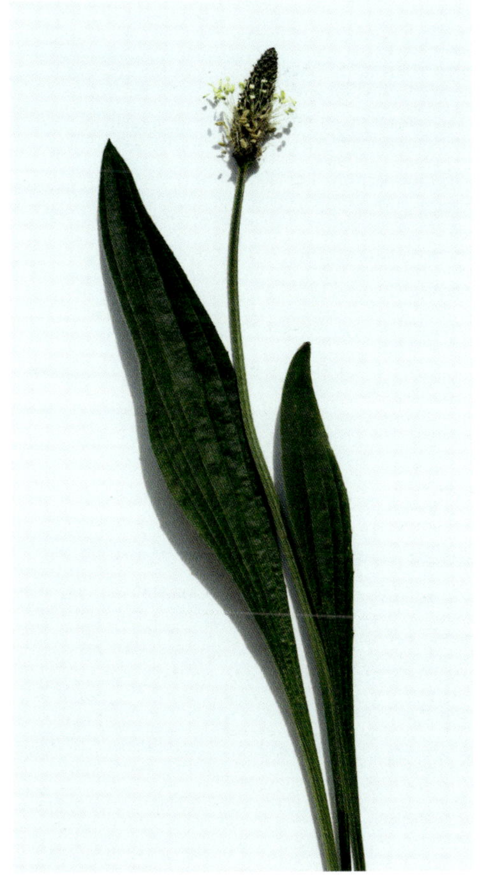

Spitzwegerich

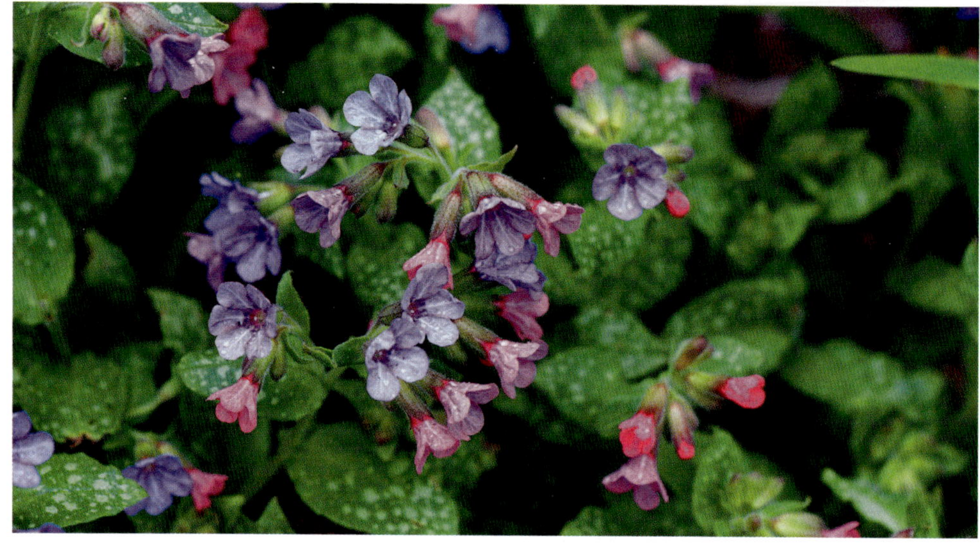

Pulmonaria/Lungenkraut

Um chronische Schleimbildung oder auch Übergewicht zu reduzieren, ist das **16-Stunden-Fasten** vom frühen Abend 18 Uhr bis 10 Uhr morgens meist effektiv. Dies reguliert auch den Zucker- und Insulinstoffwechsel.

Dies sind nur ein paar besonders bewährte Tipps. Allein darüber ließe sich ein ganzes Buch schreiben. Ich hoffe, Sie können mit den hier gewonnenen Erkenntnissen Ihre Hausmittel noch wirkungsvoller zum Einsatz bringen.

Sicher haben Sie in diesen Ratgeber bis hierher nur stellenweise hineingelesen. Der Gesamtzusammenhang wird sich aber noch mehr für Sie erschließen, wenn Sie das Buch von vorne beginnen. Praktizieren Sie die Übungen in der beschriebenen Reihenfolge aufeinander aufbauend – und lesen dazu vielleicht noch mal den Text! Ich wünsche Ihnen dabei von Herzen viel Freude, Gesundheit und vor allem einen langen Atem!

6 ÜBUNGSÜBERSICHT FÜR EINE TÄGLICHE PRAXIS

Zur Verbesserung der Lungenfunktion und -kapazität durch Vertiefung der Atmung und Befreiung der Atemwege

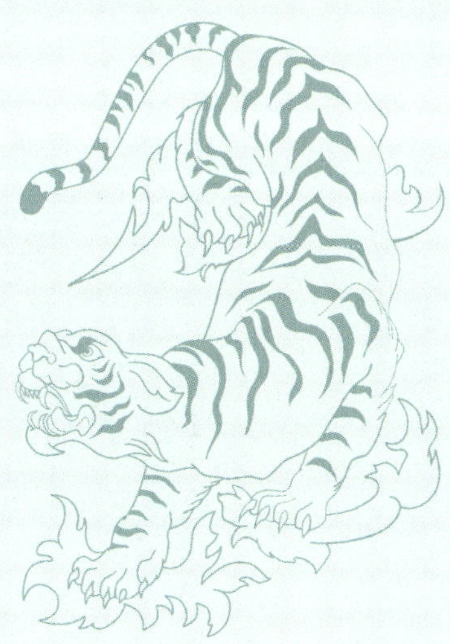

Übung 1: Wahrnehmen der Atmung im Sitzen

Mit den Händen auf Brust-, Bauch- und Beckenraum

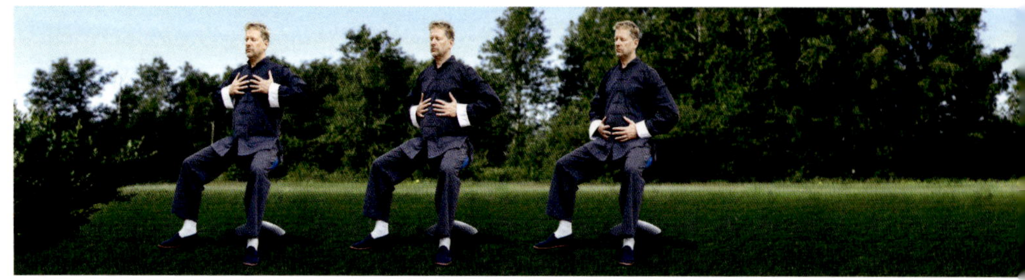

Übung 2: Vertiefung der Atmung durch gerichtete Aufmerksamkeit

Sammlung unterhalb des Nabels zwischen den Händen

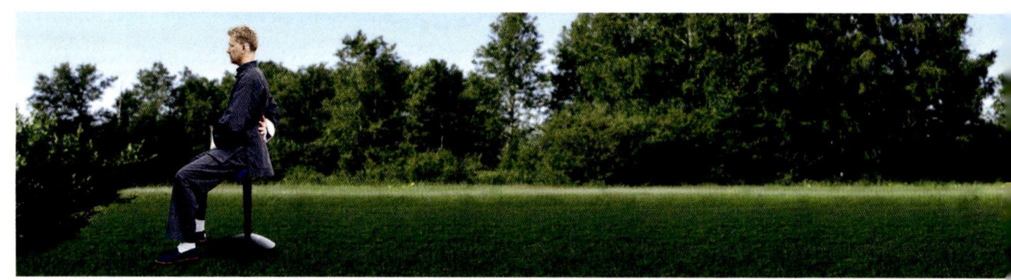

Übung 3: Vertiefung der Atmung – auch eine Frage der Haltung

Aufrichtung und Entspannung von oben nach unten

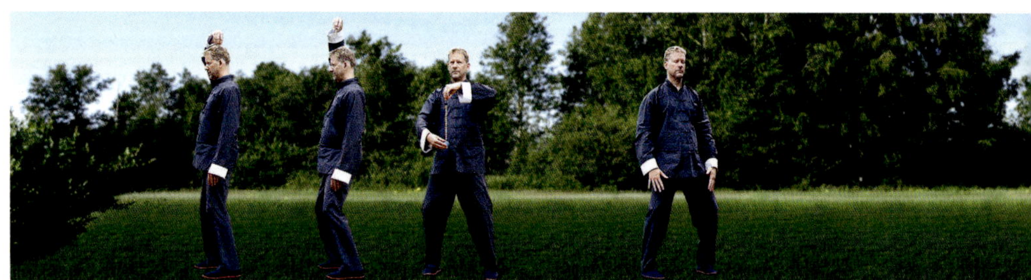

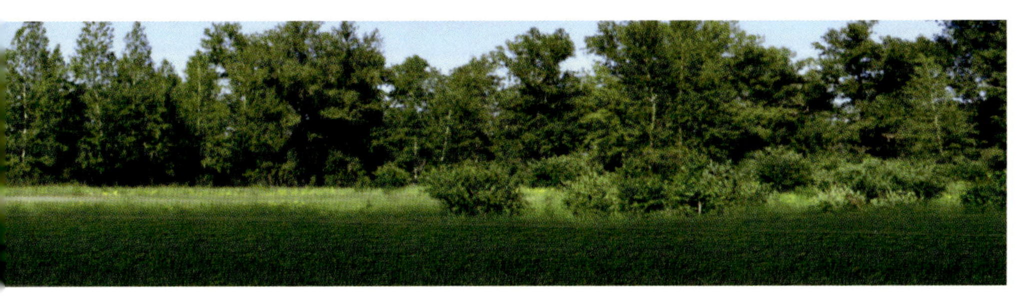

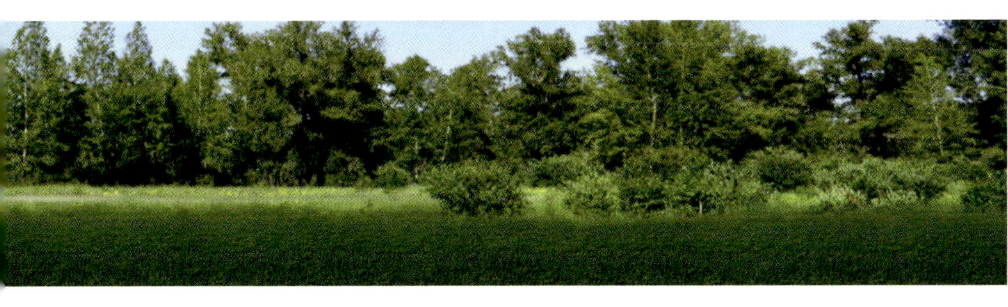

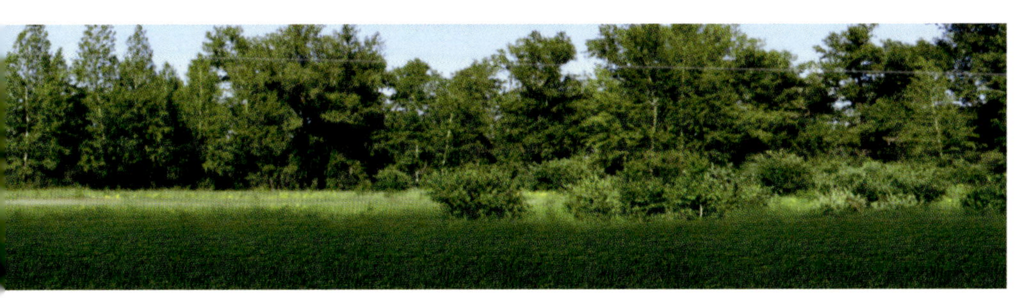

Übung 4: Vertiefung der Atmung durch Verwurzelung im Stehen

Nicht nur im übertragenen Sinne Wurzeln wachsen lassen

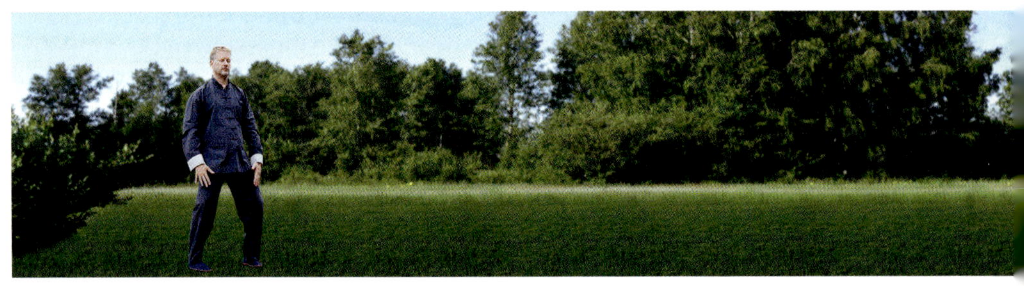

Übung 5: Vertiefung der Atmung durch Gesichtsmassage über Nase und Nebenhöhlen

In zehn Schritten: Maske lösen, Stirnpunkt, Nasenrücken, Nasenseiten, Nasenflügel, innen und seitlich der Nasenflügel massieren, Punkte über und unter den Augen halten, Gesicht ausstreichen, nachspüren

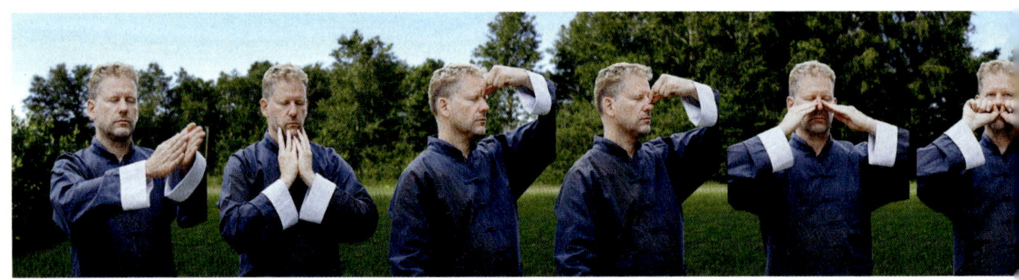

Übung 6: Vertiefung der Atmung durch die ganzkörperliche Pranayama-Wechselatmung

Erst über die Nase, dann ganzkörperlich mit Gewichtsverlagerung

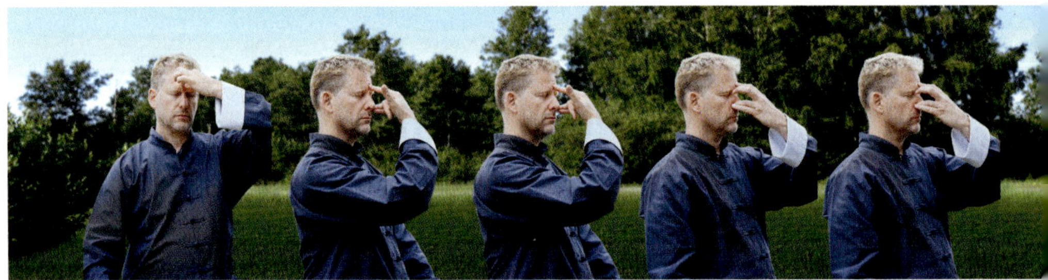

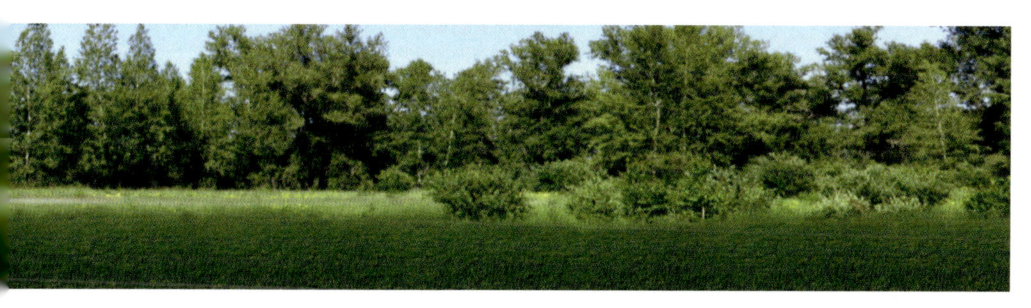

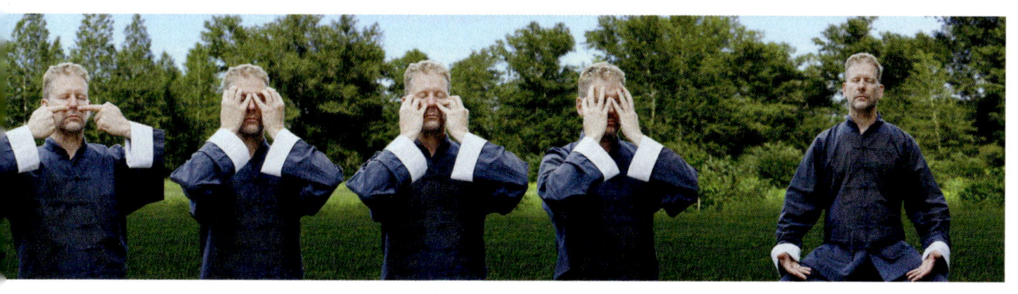

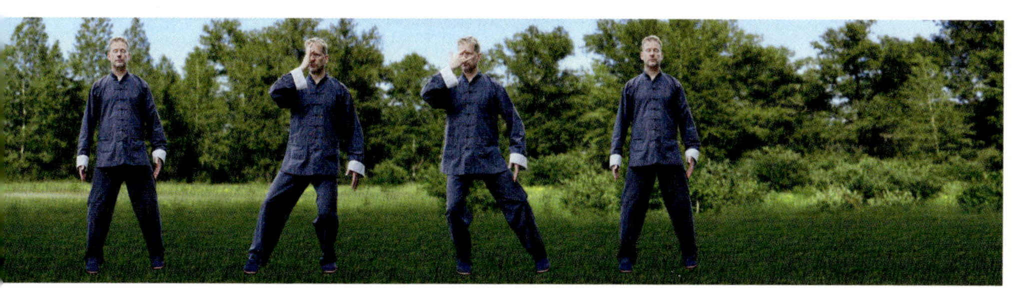

Übung 7: Vertiefung der Atmung durch koordiniert-kreisende Bewegung

Qigong-Einführung: Wachstum und Blüte im Jahreslauf: Knospe nach oben wachsen lassen, Blüte entfalten, verblühen, loslassen und sammeln, nach Ruhephase erneutes Emporwachsen

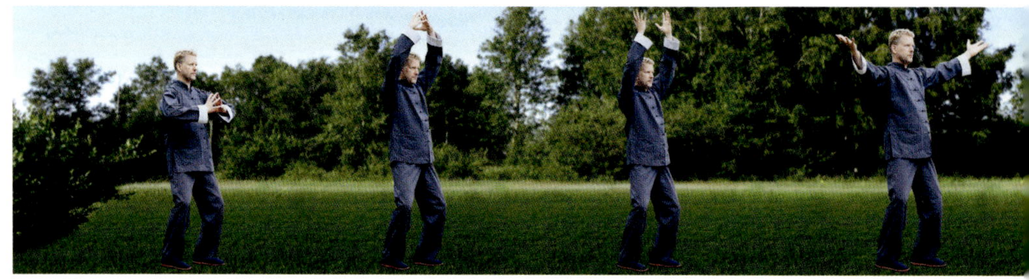

Übung 8: Vertiefung der Atmung über Aktivierung der Lungenleitbahn

Schulteraugen halten, Lungenleitbahn mit dem Daumen bis zum Daumenende der anderen Hand entlangstreichen, links und rechts

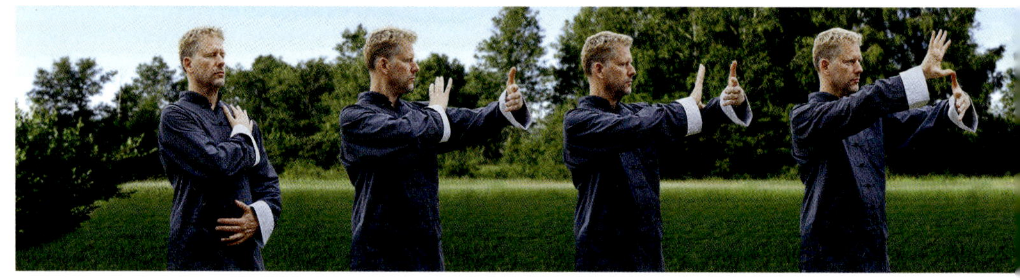

Übung 9: Vertiefung der Atmung durch Öffnen der Hände

Mit runden Armen auf Schulterhöhe den Unterschied zwischen schlaffen und geöffneten Händen wahrnehmen

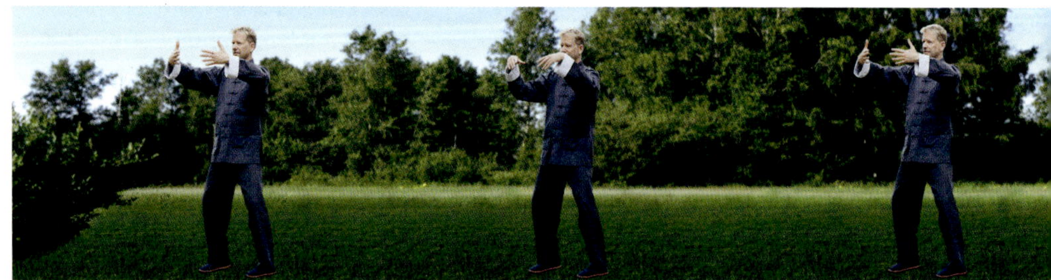

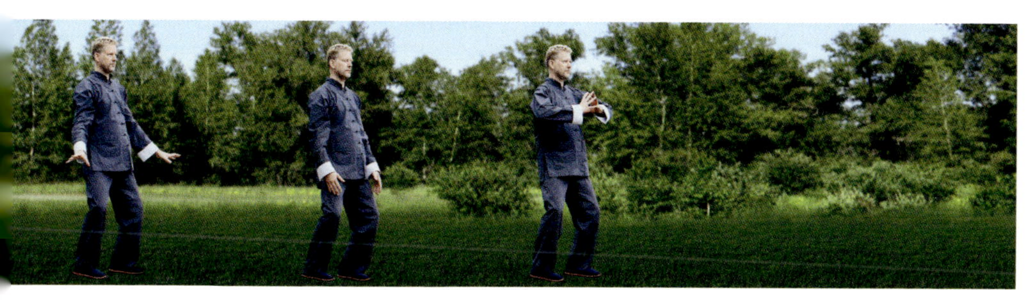
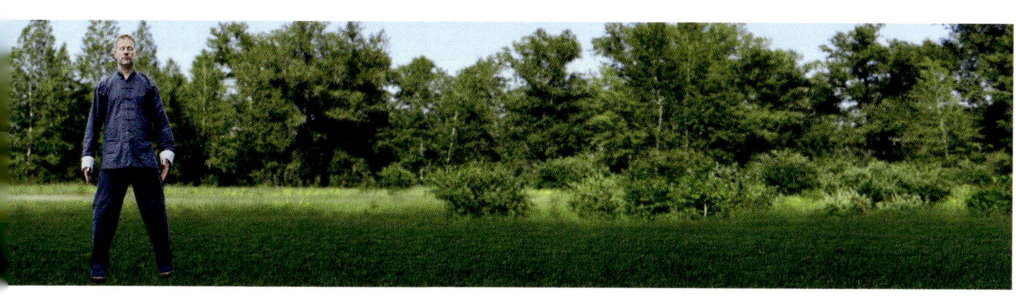
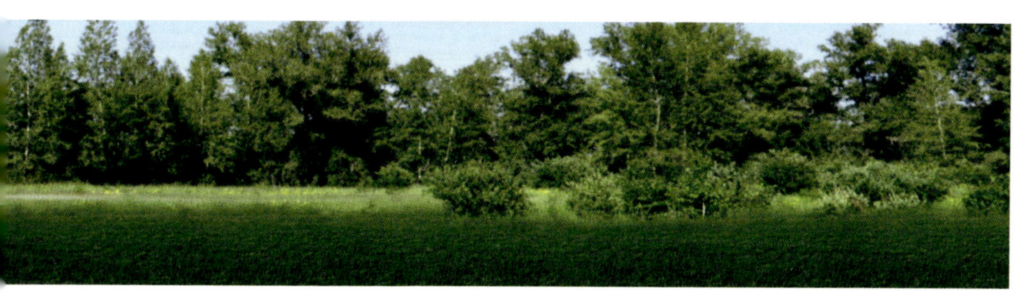

Übung 10: Vertiefung der Atmung durch Vorwärtskreisen der geöffneten Hände

Die geöffneten Hände einige Minuten senkrecht über oben vorwärts kreisen lassen

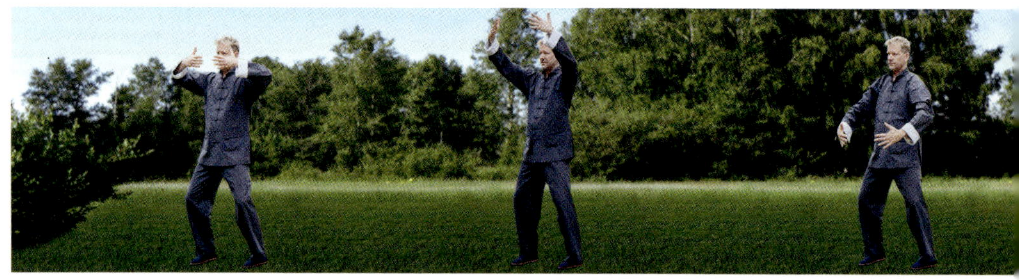

Übung 11: Vertiefung der Atmung durch seitliches Aufsteigen

Zeigefinger der geöffneten Hände führen über die Seiten nach vorne oben, von wo die Hände dem reinigenden Wasser an den Körperseiten nach unten folgen, etwa 6- bis 8-mal

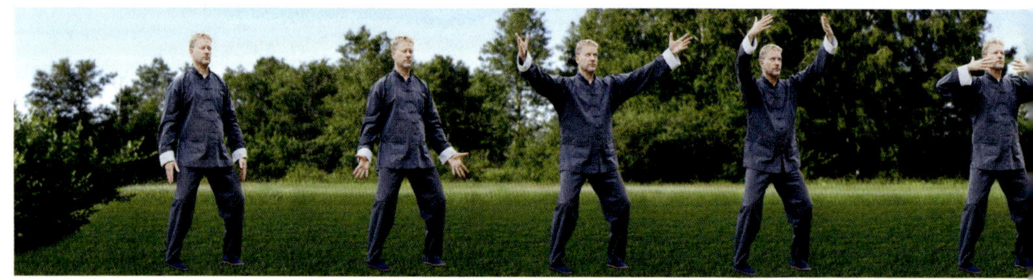

Übung 12: Vertiefung der Atmung durch Ellenbogenpräsenz – Den Bogen spannen

Pfeil und Bogen von der Wand holen, links Bogen und rechts den Pfeil halten,
Spannen durch waagrechten Ellenbogen und Gewichtsverlagerung vollständig auf ein Bein,
dann andere Seite, jeweils 5–6 Male

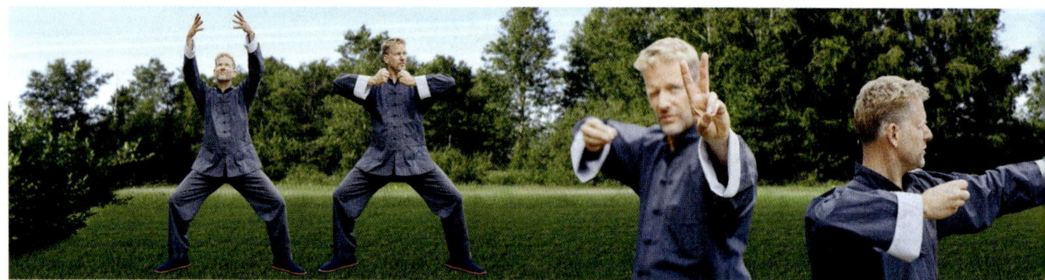

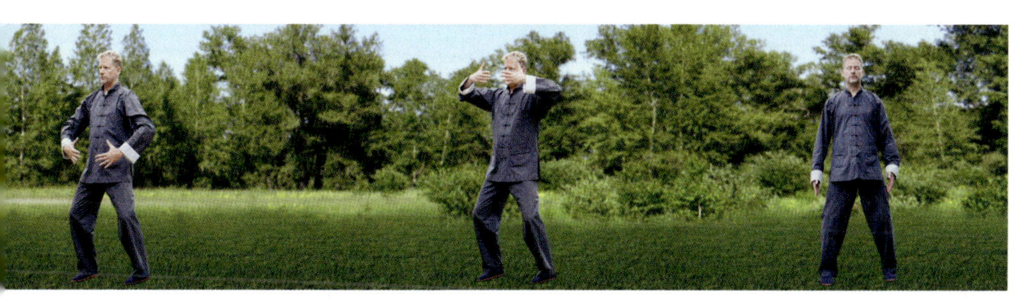

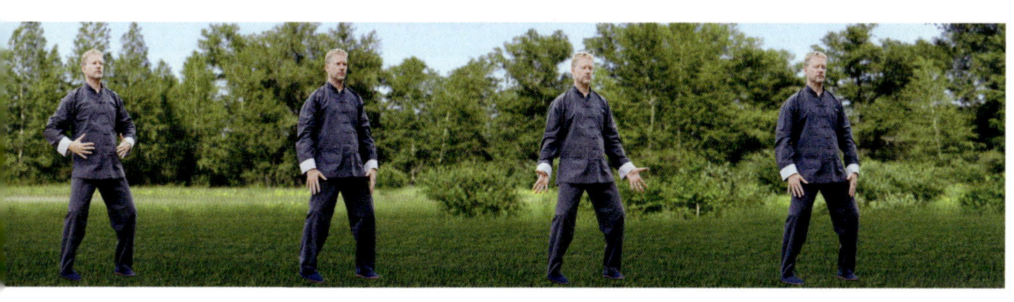

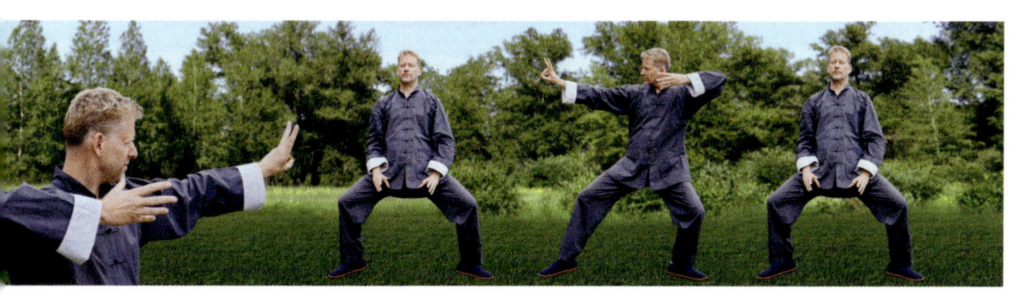

Übung 13: Vertiefung der Atmung durch Sitz-Meditation

Die aufrechte Haltung im Sitzen, Daumen-Zeigefinger-Ring, geöffnete Ellenbogen, etwa 10–15 Minuten

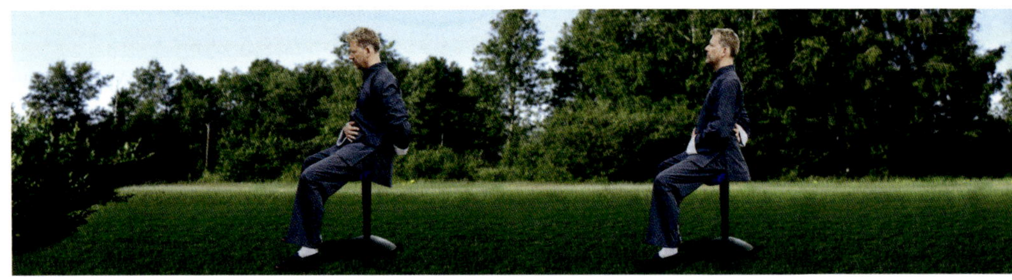

Übung 14: Vertiefung der Atmung durch Meditation über die weiße Lilie

Aufrechtes Sitzen, Bild der blühenden und sich dann aufrichtenden weißen Lilie hebt das Brustbein und öffnet die Atemwege

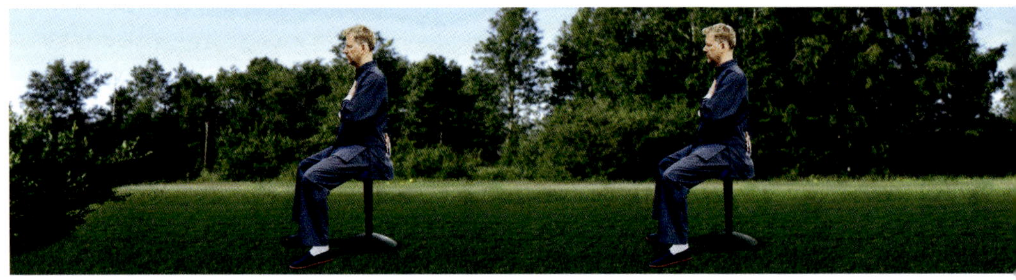

Nach jeder längeren Meditation empfiehlt es sich, nochmals eine Qigong-Übung Ihrer Wahl anzuschließen, damit kein Energiestau entsteht. Gut geeignet sind zum Beispiel die Übungen 7, 10, 11 und 12. Auch einfaches Ausschütteln des gesamten Körpers über 1–2 Minuten reicht in der Regel schon aus.

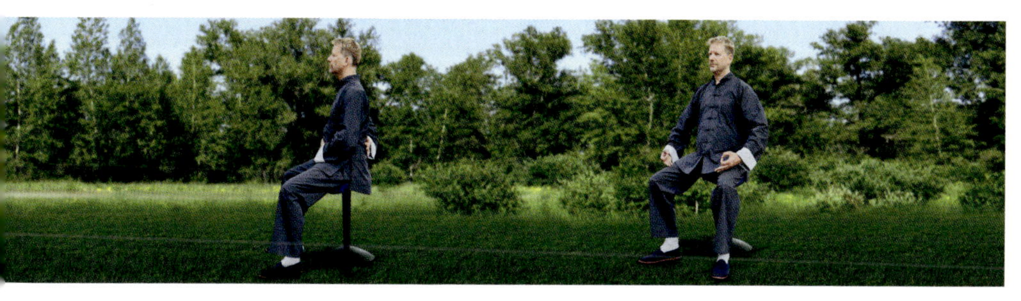

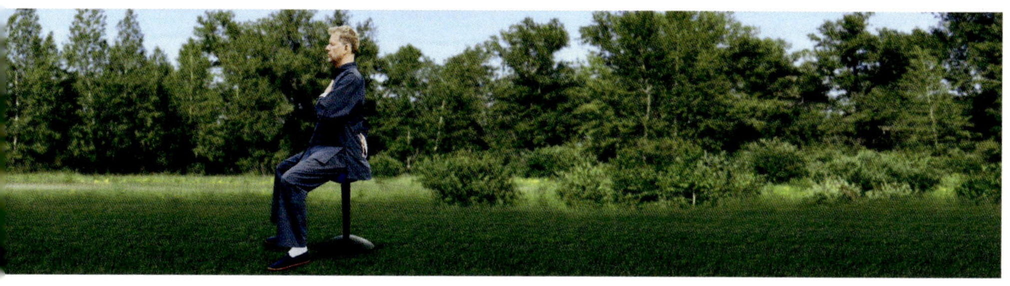